Carlos Martins

Służby prewencyjne w medycynie rodzinnej

Carlos Martins

Służby prewencyjne w medycynie rodzinnej

Strategie pacjentów i lekarzy rodzinnych mające na celu uniknięcie interwencji medycznych u osób zdrowych

Wydawnictwo Bezkresy Wiedzy

Imprint

Cover image: www.ingimage.com

This book is a translation from the original published under ISBN 978-3-659-84411-9.

Publisher:
Wydawnictwo Bezkresy Wiedzy
is a trademark of
Dodo Books Indian Ocean Ltd., member of the OmniScriptum S.R.L Publishing group
str. A.Russo 15, of. 61, Chisinau-2068, Republic of Moldova Europe
Printed at: see last page
ISBN: 978-620-2-44722-5

Profesorowie katedralni

Alberto Manuel Barros Da Silva
Altamiro Manuel Rodrigues Costa Pereira
António Albino Coelho Marques Abrantes Teixeira
António Carlos Freitas Ribeiro Saraiva
Daniel Filipe Lima Moura
Deolinda Maria Valente Alves Lima Teixeira
Francisco Fernando Rocha Gonçalves
Isabel Maria Amorim Pereira Ramos
João Francisco Montenegro Andrade Lima Bernardes
Joaquim Adelino Correia Ferreira Leite Moreira
José Agostinho Marques Lopes
José Carlos Neves Da Cunha Areias
José Eduardo Torres Eckenroth Guimarães
José Henrique Dias Pinto De Barros
José Manuel Lopes Teixeira Amarante
José Manuel Pereira Dias De Castro Lopes
Manuel Alberto Coimbra Sobrinho Simões
Manuel Jesus Falcão Pestana Vasconcelos
Maria Amelia Duarte Ferreira
Maria Dulce Cordeiro Madera
Maria Fátima Machado Henriques Carneiro
Maria Leonor Martins Soares David
Patrício Manuel Vieira Araújo Soares Silva
Raquel Ângela Silva Soares Lino
Rui Manuel Almeida Mota Cardoso
Rui Manuel Lopes Nunes

Emerytowani profesorowie katedralni

Abel José Sampaio Da Costa Tavares
Abel Vitorino Trigo Cabral
Alexandre Alberto Guerra Sousa Pinto
Amândio Gomes Sampaio Tavares
António Augusto Lopes Vaz
António Carvalho Almeida Coimbra
António Fernandes Da Fonseca
António Fernandes Oliveira Barbosa Ribeiro Braga
António Germano Pina Silva Leal
António José Pacheco Palha
António Manuel Sampaio De Araújo Teixeira
Belmiro Dos Santos Patrício
Cândido Alves Hipólito Reis
Carlos Rodrigo Magalhães Ramalhão
Cassiano Pena De Abreu E Lima
Daniel Santos Pinto Serrão
Eduardo Jorge Cunha Rodrigues Pereira
Fernando Tavarela Veloso
Francisco De Sousa Lé
Henrique José Ferreira Gonçalves Lecour De Menezes
José Carvalho De Oliveira
José Fernando Barros Castro Correia
José Luís Medina Vieira
José Manuel Costa Mesquita Guimarães
Levi Eugénio Ribeiro Guerra
Luís Alberto Martins Gomes De Almeida
Manuel Augusto Cardoso De Oliveira
Manuel Machado Rodrigues Gomes
Manuel Maria Paula Barbosa
Maria Da Conceição Fernandes Marques Magalhães
Maria Isabel Amorim De Azevedo
Mário José Cerqueira Gomes Braga
Serafim Correia Pinto Guimarães
Valdemar Miguel Botelho Dos Santos Cardoso
Walter Friedrich Alfred Osswald
Álvaro Jerónimo Leal Machado De Aguiar
Manuel António Caldeira Pais Clemente
Jorge Manuel Mergulhão Castro Tavares

Zgodnie z art. 8 dekretu z mocą ustawy 388/70, następujące publikacje stanowią integralną część niniejszej pracy:

Publicado:

- Martins C, Azevedo LF, Ribeiro O, Sá L, Santos P, Couto L, et al. A Population-Based Nationwide Cross-Sectional Study on Preventive Health Services Utilization in Portugal - What Services (and Frequencies) Are Deemed Necessary by Patients? PLOS ONE. Nov 2013;8(11):e81256.

- Martins C, Azevedo LF, Santos C, Sá L, Santos P, Couto M, et al. Profilaktyczne usługi zdrowotne realizowane przez lekarzy rodzinnych w Portugalii - badanie przekrojowe oparte na dwóch scenariuszach klinicznych. BMJ. Otwórz. 2014;4(5):e005162.

Zgłoszone do publikacji:

- Martins C, Santos C, Teixeira A, Azevedo LF, Sá L, Santos P, i in. Efekt optymalizacji systemu komunikacji zleceń w przepisywaniu zbędnych badań laboratoryjnych: próba kontrolowana randomizowana. Przekazany do PLoS Medicine.

Spis treści

Lista użytych skrótów i akronimów:

ANOVA	Analiza wariancji
ARIMA	Autoregresywna zintegrowana średnia krocząca
BMI	Wskaźnik masy ciała
CATI	Wywiady telefoniczne wspomagane komputerowo
CI	Interwał zaufania
COPD	Przewlekła obturacyjna choroba płuc
DXA	Absorpcjometria rentgenowska z podwójną energią
EHR	Elektroniczna dokumentacja zdrowotna
FOBT	Badanie krwi w kale Occult Blood Test
LUB	Współczynnik kursowy
PSA	Antygen specyficzny dla gruczołu krokowego
SAM	*Sistema De Apoio Ao Médico* (System Wsparcia Lekarskiego)
SD	Odchylenie standardowe
USPSTF	Grupa zadaniowa służb prewencyjnych USA

Streszczenie

Tło

Lekarze rodzinni są często poszukiwani przez pacjentów, którzy są zdrowi i chcą zapobiegać potencjalnym przyszłym chorobom, ale nie mają możliwej do zidentyfikowania choroby biologicznej. Poddawanie się badaniom laboratoryjnym i diagnostycznym w celach profilaktycznych stało się częste i często było napędzane przez organy służby zdrowia. Obecnie jednak mamy dowody na istnienie znacznego ryzyka wystąpienia szkody, gdy zdrowe osoby korzystają z profilaktycznych świadczeń zdrowotnych. Znalezienie przypadkowego guza, uzyskanie fałszywie dodatniego lub przedawkowanie diagnozy to niektóre z możliwych szkód związanych z profilaktyką zdrowotną.

Celem trzech badań zawartych w niniejszej rozprawie była ocena, jakie usługi zdrowotne są uznawane za niezbędne i z jaką częstotliwością przez osoby dorosłe pochodzące z ogółu ludności Portugalii; ocena, czy portugalscy lekarze rodzinni świadczą profilaktyczne usługi zdrowotne zgodnie z dowodami naukowymi; oraz porównanie skutków zmiany elektronicznej dokumentacji zdrowotnej, która nakazuje korzystanie z systemu komunikacji za pomocą badania kontrolowanego losowo.

Metody

W pierwszym badaniu przeprowadzono ogólnopolskie badanie przekrojowe w oparciu o populację. Próba 1000 dorosłych Portugalczyków została przebadana za pomocą wspomaganego komputerowo wywiadu telefonicznego i wybrana na podstawie warstwowej próby klastrowej. Proporcje i szacunki dotyczące chorobowości populacji zostały określone dla każdej z usług zdrowotnych, biorąc pod uwagę, czy respondenci uznali je za konieczne i z jaką częstotliwością.

W drugim badaniu przeprowadzono badanie przekrojowe. Próba 255 portugalskich lekarzy rodzinnych pracujących w portugalskiej Narodowej Służbie Zdrowia, wybranych na podstawie warstwowego projektu doboru próby w klastrze, została zaproszona do udziału w telefonicznym badaniu wspomaganym komputerowo. Wynikiem była częstość stosowania się do zaleceń United States Preventive Services Task Force (USPTF) dotyczących badań przesiewowych, biorąc pod uwagę męski i żeński scenariusz kliniczny oraz zestaw proponowanych interwencji medycznych, w tym częstotliwość interwencji i wydajność w ich własnej codziennej praktyce.

W trzecim badaniu przeprowadzono randomizowane badanie kontrolowane. Uczestnikami byli wszyscy lekarze rodzinni pracujący i zlecający badania diagnostyczne i laboratoryjne w ramach grupy ośrodków zdrowia w Porto Zachodnim (poza ośrodkiem zdrowia, w którym pracowali naukowcy). Interwencja polegała na dwóch rodzajach testów zlecających modyfikacje oprogramowania: a) Podstawowe zmiany w menu skrótów, gdzie niektóre testy zostały wycofane, a inne dodane; b) Wdrożenie opartego na dowodach wsparcia decyzji w oparciu o zalecenia USPSTF. Randomizacja została wygenerowana komputerowo przez badacza niewidomego dla identyfikacji ośrodków zdrowia, a jej wynikiem była liczba przepisanych z nich testów: a) wycofany z menu podstawowego; b) dodany do menu podstawowego; c) oznaczony zielonymi kropkami (zalecenia USPSTF, stopień A i B); oraz d) oznaczony czerwonymi kropkami (zalecenia USPSTF, stopień D).

Wyniki

W pierwszym badaniu wiek badanych wahał się od 18 do 97 lat, a 520 z 1000 (52%) badanych stanowiły kobiety. Wśród dorosłych Portugalczyków 99,2 % (95 % przedział ufności (CI): 98,5 do 99,6) uważa, że powinni oni przejść ogólne rutynowe badania krwi i moczu, które powinny być powtarzane średnio co 12,0 miesięcy (95 % CI: 11,4 do 12,6); 87,4 % (95 % CI: 85,3 do 89,3) respondentów stwierdziło, że rzeczywiście przeprowadzili te badania. Spośród 15 badanych usług, 14 zostało uznanych za okresowo niezbędne przez ponad 60% respondentów. Wśród respondentów 37,7% (95% CI: 34,5 do 41,1) zgłosiło korzystanie z usług zdrowotnych z własnej inicjatywy.

W drugim badaniu uzyskano wskaźnik odpowiedzi na poziomie 95,7% (n=244). Dziewięćdziesiąt osiem do 100% lekarzy rodzinnych odpowiedziało zgodnie z zaleceniami USPSTF w większości interwencji. W scenariuszu męskim najniższą zgodność zaobserwowano w ocenie antygenu swoistego dla gruczołu krokowego - 37% lekarzy rodzinnych odpowiedziało zgodnie z zaleceniami USPSTF. W scenariuszu kobiecym najniższa zgodność dotyczyła badania poziomu cholesterolu, do którego stosowało się 2% lekarzy rodzinnych. Lekarze rodzinni poniżej 50. roku życia mieli istotnie lepsze wyniki w zakresie przestrzegania przepisów niż lekarze starsi (średnia 77% vs 72%; p<0,001).

W trzecim badaniu sekwencja alokacji zaowocowała przydzieleniem 5 serwerów komputerowych, 7 Centrów Zdrowia, 58 lekarzy rodzinnych przydzielonych do grupy interwencyjnej oraz 4 serwerów komputerowych, 7 Centrów Zdrowia, 59 lekarzy rodzinnych przydzielonych do grupy kontrolnej. Z tych badań, które zostały wycofane z menu podstawowego, grupa interwencyjna przepisała średnio miesięcznie 14,0 badań na 100 konsultacji w porównaniu z 29,3 badaniami na 100 konsultacji w grupie kontrolnej (p<0,001). Z tych testów, które zostały dodane do podstawowego menu, grupa interwencyjna przepisała średnio miesięcznie 44,3 testu na 100 konsultacji w porównaniu do 48,3 testu na 100 konsultacji w grupie kontrolnej (p=0,158). Spośród tych testów, które należą do klasy A i B USPSTF, grupa interwencyjna zalecała 66,8 testów na 100 konsultacji, a grupa kontrolna 74,1 testów na 100 konsultacji (p=0,07). Z badań zaliczonych do USPSTF klasy D grupa interwencyjna zaleciła średnio 9,8 badania na 100 konsultacji, a grupa kontrolna 11,8 badania na 100 konsultacji (p=0,03).

Dyskusja

Większość dorosłych Portugalczyków uważa, że powinni korzystać z ogromnej liczby usług opieki zdrowotnej, niemal co roku; większość z nich faktycznie stosuje się do tego harmonogramu. Nasze ustalenia wskazują na tendencję do nadmiernego wykorzystywania zasobów. Wśród portugalskich lekarzy rodzinnych istnieje wysoki stopień zgodności z zaleceniami USPTF. Znaleźliśmy jednak również wyniki sugerujące nadmierne stosowanie niektórych interwencji medycznych, które budzą obawy związane z ewentualnymi szkodami związanymi z przedawkowaniem i nadmiernym leczeniem. Usunięcie zbędnych badań z szybkiego menu skrótów systemu diagnostycznego i systemu zlecania badań laboratoryjnych miało znaczący wpływ i ograniczyło zbędne przepisywanie badań.

Wnioski

Teza ta pokazuje, jak ważne jest stosowanie w praktyce profilaktyki czwartorzędowej na różnych poziomach. Pilnie potrzebne są odpowiednie, zorientowane na pacjenta strategie komunikacyjne dotyczące korzystania z badań medycznych i interwencji profilaktycznych - wraz z odpowiednimi informacjami i dyskusją na temat zagrożeń i szkód - i mają one kluczowe znaczenie dla osiągnięcia bardziej racjonalnego korzystania z profilaktycznych usług zdrowotnych i zapobiegania skutkom nadmiernego interwencjonizmu medycznego. W przyszłości ważne będzie prowadzenie badań w dziedzinie świadczenia usług profilaktycznych przez lekarzy rodzinnych, udoskonalanie projektowania wskaźników wydajności i ich monitorowanie. Ważna jest również poprawa i naukowa walidacja narzędzi oprogramowania klinicznego.

Przedmowa i podziękowania

Syn kobiety, która była poszukiwana przez mieszkańców wioski w czasach niedoli i porodu, młody Manuel biegał wśród wzgórz i przez pola, opiekując się kozami i marzył... Zainspirowany swoimi marzeniami, Manuel przekroczył granice, dorastał, ożenił się i został moim ojcem. Pewnego dnia, przy stole z moją matką, powiedział mi: "Pewnego dnia możesz być lekarzem i opiekować się innymi, chorymi ludźmi". A ja byłem zafascynowany takim pomysłem...

...W szkole na szczycie wzgórza wśród innych wzgórz, z dala od wszystkiego, z dala od wszystkich, nauczyciel Sá Dias wszedł do sali pełnej niespokojnych chłopców i nauczył ich wszystkich o cudach otaczającego nas świata: wodzie, życiu, przestrzeni i nauce. Jako pierwszy opowiedział mi o metodzie naukowej, przynosząc wizualne pomoce i czyniąc doświadczenia bardzo interesującymi.

...Patrząc na ludzką historię, rozumiejąc dokumenty z przeszłości, przyczyny i skutki różnych wydarzeń, nauczyciel Costa zdołał wyjaśnić nam to wszystko swoimi wykresami, a ja nauczyłem się z nim nowej metody nauki.

...Po dziesięciu latach pracy jako inżynier chemik w dużej firmie, chciał zmienić karierę zawodową i zostać nauczycielem - nauczycielem, który potrafił temperować rygory nauki ludzkim ciepłem - nauczycielem dla tej grupy marzących nastolatków. Nauczycielka Zé Manel poszerzyła horyzonty i zaszczepiła nadzieję.

...była babcią z dwoma nastoletnimi wnukami, a ja przechodziłem obok ich domu na ostatnim roku szkoły medycznej. Było wiele problemów, ale pomogły mi one zrozumieć moje powołanie. Chciałem być lekarzem rodzinnym, lekarzem ludzi, o wiele bardziej niż śledzić jakąkolwiek inną specjalność medyczną. Historia kliniczna, którą zbudowałem na przykładzie klinicznym tej rodziny, dała mi kilka okazji do refleksji i doprowadziła do publikacji mojego pierwszego artykułu naukowego.

...Pewnego ranka, w styczniu lub lutym, rozmawiał z tą grupą świeżo upieczonych lekarzy, aby rozpocząć szkolenie i zostać lekarzami rodzinnymi. Powiedział im, że powinni kwestionować wszystko, że powinni uzasadniać swoją praktykę kliniczną najlepszymi dowodami naukowymi. I wyjaśnił im, jak znaleźć najlepsze dowody, dowody związane z rodzajem wyników, które naprawdę mają znaczenie dla naszych pacjentów. Dr Miguel Melo powiedział im to wszystko, a także o profilaktyce w medycynie rodzinnej. Później, innego dnia, opowiedział im o metodach badawczych.

To właśnie w tym kontekście wpadłem na pomysł, aby najpierw przeprowadzić badania nad tym, jak pacjenci wykonywali lub nie wykonywali zalecanych działań profilaktycznych. Z doktorem Miguelem Melo zgłębiłem mój gust do badań i dziedziny medycyny prewencyjnej. Ten smak był powielany w kilku badaniach naukowych, które rozwijałem w trakcie mojej rodzinnej rezydencji lekarskiej, prawie wszystkie z nich w dziedzinie medycyny prewencyjnej. Wszystko to stało się za sprawą dr Luísa Pisco, ówczesnego prezesa Portugalskiego Stowarzyszenia Lekarzy Rodzinnych (obecnie Portugalskie Stowarzyszenie Medycyny Ogólnej i Rodzinnej), który przyszedł do mnie z propozycją dr Jaime Correia de Sousa, aby reprezentować Stowarzyszenie w Europejskiej Sieci Profilaktyki i Promocji Zdrowia (EUROPREV). Integracja z tą grupą roboczą pozwoliła mi na pogłębienie wiedzy i zdobycie doświadczenia. Odbyły się spotkania intensywnej debaty na temat możliwych projektów badawczych, zaleceń naukowych oraz potencjalnych korzyści i szkód, a wszystko to w obszarze zapobiegania. Była to bardzo wzbogacająca wymiana doświadczeń, wiedzy, a nawet kultur. Z Carlosem Brotonsem, Pilar Kloppe i Ramonem Ciuraną z Hiszpanii, Mateją Bulcem ze Słowenii, Mario Sammutem z Malty, Tonem Drenthenem z Holandii, Leo Pasem z Belgii, Johnem Brodersenem z Danii, Sulejmanem Gorpeliog u z Turcji, Eleftheriosem Thireosem z Grecji, Jasną Vucakiem z Chorwacji i Donatellą Sghedoni z Włoch, rozwijałem się przez lata, a pomysły, które doprowadziły do tego projektu badawczego, rozwijały się we mnie.

To był ostatni z trzech dni mojego egzaminu specjalizacyjnego. Wykonano ważny krok na drodze, o której od dawna marzyłem: Zostałem lekarzem rodzinnym. Pod koniec egzaminu, wciąż kipiącego szczęściem, dr Alberto Pinto Hespanhol poinformował mnie, że dr Alexandre Sousa Pinto, dyrektor i założyciel pierwszego wydziału akademickiego związanego z medycyną rodzinną w Portugalii, chce ze mną rozmawiać. Wstąpiłem na Wydział Powszechnej Praktyki na Wydziale Lekarskim Uniwersytetu w Porto, trochę oczekiwany, ale wyszedłem z domu: Właśnie zostałem zaproszony do Centrum Zdrowia św. Jana i jednocześnie do wydziału akademickiego. Po tym okresie nastąpił okres intensywnej aktywności klinicznej i nauczania. Wraz z moimi pacjentami i studentami rozwijałem się i ewoluowałem w moich pytaniach badawczych. W tym okresie podstawowy duch grupowy moich kolegów sprawdził się również w Centrum Zdrowia św. Dr Alberto Pinto Hespanhol, dr Luciana Couto, dr José Frey Ramos, dr Abílio Malheiro, dr

Manuel Viana, dr Paulo Pessanha, dr Paulo Santos, dr Graça Veiga, dr Maria João Esteves, dr Abílio Malheiro i dr Luísa Sá byli grupą wspierającą, której przyjaźń mam zaszczyt utrzymywać do dziś.

I tak dostałam się do programu doktoranckiego w badaniach nad usługami klinicznymi i zdrowotnymi. Koncepcja drogi naprzód została już ukształtowana, ale realizacja mojego projektu badawczego była możliwa tylko dzięki teoretycznej dogłębności programu nauczania, grupie wspierającej uczniów programu doktoranckiego i wsparciu nauczycieli.

Zamierzałem zbadać, w jaki sposób wdrożono działania prewencyjne w Portugalii w dziedzinie medycyny rodzinnej. Ale od początku moim celem było osiągnięcie kompleksowego spojrzenia na ten temat. Chciałem zebrać informacje o tym, jak wdrażane są zalecane działania profilaktyczne, a także o działaniach, które nie były zalecane, ale były stosowane z zamiarem zapobiegania. Chciałem zbadać ten temat z perspektywy pacjentów, pierwszej gałęzi projektu, ale także z perspektywy lekarzy rodzinnych, drugiej gałęzi projektu. A ja chciałem zbadać coś na miejscu, jak testowanie pewnych modyfikacji oprogramowania używanego przez lekarzy przy przepisywaniu testów diagnostycznych, trzecia gałąź. Te trzy gałęzie, choć autonomiczne, odnoszą się do siebie, ponieważ wszystkie trzy przyczyniają się do obrazu prawdy, i jak to jest charakterystyczne dla metody naukowej, obraz ten zawsze okazuje się niekompletny; każda z tych trzech gałęzi może w końcu otworzyć nowe drogi, nowe hipotezy i nowe możliwości badawcze.

Cierpliwość, nauka i dobre rady doktora Luísa Filipe Azevedo w projektowaniu trzech gałęzi mojego projektu badawczego, w realizacji projektów i w naukowym pisaniu tych projektów były nieocenione. Hojne wsparcie ze strony dr Cristiny Santos w analizie danych oraz w naukowym pisaniu badań lekarzy rodzinnych i randomizowanego badania kontrolowanego, a także dr Andreii Teixeira i dr Orquídei Ribeiro, były niezbędne do pomyślnego zakończenia projektów.

Profesjonalizm, rygor i wytrwałość Marii do Carmo Carvalho i dr Rosy Carvalho, a także wszystkich ankieterów, przyczyniły się znacząco do operacjonalizacji zbierania danych i optymalizacji wskaźników odpowiedzi w badaniach przekrojowych.

Próba randomizowana nie zostałaby zrealizowana bez bezwarunkowego wsparcia dr Cristiny Carvalho z Shared Services z Ministerstwa Zdrowia, ponieważ nie byłoby możliwe wprowadzenie zmian w oprogramowaniu. Dla realizacji tego badania decydujące znaczenie miało wsparcie rady wykonawczej zachodniego zgrupowania ośrodków zdrowia w Porto, zarówno ze strony jej dyrektora wykonawczego, dr Rui Medona, jak i przewodniczącego rady klinicznej, dr Marii José Ribasa.

Dobre rady, wnikliwy przegląd naukowych opracowań przeprowadzonych z lekarzami rodzinnymi, a także wsparcie i zachęta, jakiej udzielił mi dr John Yaphe, okazały się kluczowe dla zakończenia tej gałęzi projektu.

W orientacji całego projektu i tej drogi do programu doktoranckiego, były dwie osoby, których towarzystwo tak bardzo mnie uhonorowało: Dr Alberto Pinto Hespanhol jako doradca i dr Altamiro da Costa Pereira jako współdoradca. To oni, dzięki swojemu nadzorowi i zainteresowaniu, pozwolili na dokończenie tego długiego przedsięwzięcia.

Wszystkim wymienionym w tej przedmowie, jestem wdzięczny. Jestem z całego serca i głęboko wdzięczny za możliwości, które mi dali, za drzwi, które dla mnie otworzyli i za kroki, którymi się ze mną dzielili. Nie mógłbym zrealizować tego projektu bez ciebie. DZIĘKUJĘ!

Rozdział 1 Wprowadzenie

Rozdział 1. Wprowadzenie

1.1. Tło

"Zdrowie mojego pacjenta będzie moim pierwszym celem." Jest to jedno z twierdzeń Deklaracji Genewskiej Światowego Stowarzyszenia Medycznego, uważanej za nowoczesną wersję przysięgi Hipokratesa [1]. W XX wieku, w wyniku przemian epidemiologicznych, choroby przewlekłe stały się najbardziej ograniczającym czynnikiem zdrowia ludzi, pokonując choroby zakaźne. Czynnik ten przyczynił się również do wydłużenia średniej długości życia [2] oraz do wzrostu naturalnych ambicji człowieka w zakresie lepszej jakości życia. Przejściu temu towarzyszy wiele czynników, w tym postęp technologiczny w medycynie, znaczna poprawa dostępu do opieki zdrowotnej, większe zainteresowanie mediów kwestiami związanymi ze zdrowiem oraz łatwiejszy dostęp do informacji na temat zdrowia. Zmiany te mają głęboki wpływ na to, w jaki sposób dzisiejszy lekarz zostaje skonfrontowany z tym jednym zwrotem współczesnej przysięgi Hipokratesa.

W epoce poprzedzającej transformację epidemiologiczną lekarz był poszukiwany przede wszystkim wtedy, gdy pacjent był naprawdę chory. W tej sytuacji prawdopodobieństwo skorzystania przez pacjenta z interwencji medycznej było większe niż poniesienia szkody. W tym kontekście o wiele łatwiej było lekarzowi przestrzegać w praktyce sformułowania: "Zdrowie mojego pacjenta będzie moim pierwszym rozważaniem".

Jednak po przejściu transformacji epidemiologicznej lekarz, szczególnie ten praktykujący medycynę w ramach podstawowej opieki zdrowotnej, jest często poszukiwany przez pacjentów, którzy mają się dobrze i chcą zapobiegać potencjalnym przyszłym chorobom, ale nie mają możliwej do zidentyfikowania choroby biologicznej [3]. Na tym nowym poziomie spotkania między lekarzem a pacjentem prawdopodobieństwo skorzystania przez pacjenta z usług lekarza jest zmniejszone, ponieważ jest on już zdrowy [4]. Co więcej, prawdopodobieństwo, że pacjent poniesie szkodę staje się większe. To właśnie uznanie tej rzeczywistości wywołuje pewien niepokój u dzisiejszego lekarza, w dzisiejszej medycynie i w tej dziedzinie badań.

Obecnie, w spotkaniu lekarza z pacjentem, pacjent odgrywa znacznie bardziej aktywną rolę niż w przeszłości. Pacjent ma większe możliwości i przychoczi na konsultacje z wieloma głosami: głosem swojej rodziny, głosem swojego portalu społecznościowego, głosem organizacji zrzeszających pacjentów, głosem mediów i grup interesu, które często używają strategii "mongering choroby" [5-9]...] Więcej możliwości" nie zawsze oznacza lepsze możliwości. Glyn Elwyn mówi o "wielogłosowej konsultacji postmodernistycznej" w odniesieniu do wyników transformacji modelu konsultacji medycznej, która rozpoczęła się w drugiej połowie XX wieku: przeszliśmy od zasadniczo paternalistycznego modelu konsultacji do modelu postmodernistycznego, bardziej opartego na wspólnym modelu decyzji medycznych [5]...].

Pacjent nie jest jednak jedynym, który wnosi więcej głosów na konsultację. Lekarz jest również poddawany presji wielu głosów: głosu systemu opieki zdrowotnej, w którym pracuje, głosu medycyny opartej na dowodach, wytycznych, towarzystw naukowych, głosu ograniczonych zasobów związanych ze zdrowiem, głosu wskaźników związanych z płaceniem za systemy efektywności, a nawet głosu oprogramowania klinicznego, z którym pracuje.

Wszystkie te czynniki łącznie przyczyniają się do zwiększonej złożoności praktyki medycznej oraz zwiększenia ilości informacji i niepewności, które są niezbędne do zarządzania. W związku z tym możliwe szkody dla pacjenta również wzrastają, co jest jednym z paradoksów współczesnej medycyny. Lekarze i pacjenci zostali nauczeni myśleć, że im więcej jest lekarstw, tym lepiej jest dla wszystkich. Dziś, w obliczu realiów, jesteśmy zmuszeni uznać, że w wielu sytuacjach mniej jest lepsze; mniej medycyny może być lepsze dla ludzi. Staje się to szczególnie widoczne, gdy ludzie są zdrowi, czyli w dziedzinie medycyny prewencyjnej [10-13]...].

Medycyna profilaktyczna obejmuje szeroki zakres działań, od prostej edukacji zdrowotnej do wdrażania populacyjnych programów przesiewowych lub terapii farmakologicznej z zamiarem zapobiegania. Koncepcja profilaktyki, polegająca na unikaniu czegoś, co mogłoby być szkodliwe, jest z kulturowego punktu widzenia antropologicznego atrakcyjna zarówno dla pacjenta, jak i dla lekarza. Rozwój technologiczny doprowadził jednak do zwiększenia liczby badań laboratoryjnych i diagnostycznych, które mogą być stosowane w celach profilaktycznych, w formie oportunistycznych lub systematycznych badań przesiewowych. Dziś spoglądamy w głąb ludzkiego ciała z mocą rozdzielczą w sposób, jakiego nigdy w historii ludzkości nie widziano. Ta zdolność, oferowana nam przez innowacje technologiczne, może być bardzo korzystna, gdy na przykład chcemy przeprowadzić badanie diagnostyczne u pacjenta z określonymi objawami. Jednak ryzyko nie wykrycia żadnych istotnych klinicznie zmian, zwanych "incydentaloma", również znacznie wzrosło i jeszcze bardziej zwiększa powtarzalność stosowania badań obrazowych przez całe życie zdrowych osób [14,15]. Czyż nie o to prosi pacjent, gdy wzywa do "pełnego badania kontrolnego", co jest częstym powodem, dla którego korzysta się obecnie z konsultacji? Lęk, niepewność psychologiczna i kaskada testów, które często są generowane przez odkrycie tych incydentalnych nowotworów jest formą uszkodzenia wynikającego z tego "intensywnego" spojrzenia wewnątrz ciała ludzkiego.

Z drugiej strony, pomimo całej tej innowacyjności, łatwo rozpoznać, że testy laboratoryjne i diagnostyczne nadal mają istotne ograniczenia. Jednym z tych ograniczeń, które mogą być szkodliwe dla naszych pacjentów jest ryzyko uzyskania fałszywie pozytywnego wyniku. Fałszywy pozytywny, oprócz tego, że prowadzi do dodatkowych i zazwyczaj bardziej inwazyjnych badań lekarskich z fizycznym dyskomfortem dla pacjentów i nie bez ryzyka, na przykład biopsji, może również powodować długotrwałe szkody psychiczne [16,17].

Obecnie planowane są działania prewencyjne w każdym wieku w cyklu życia [18]...]. Wielokrotne obniżanie progów diagnostycznych przyczyniło się do przekształcenia wielu zdrowych ludzi w chorych lub przynajmniej pacjentów z czynnikami ryzyka [19-21]...] Rozszerzenie granic interwencji Medycyny Prewencyjnej jest zjawiskiem, które nasiliło się w ostatnich dziesięcioleciach. Czy istnieją ograniczenia dla medycyny prewencyjnej? Czy interwencja medyczna o charakterze profilaktycznym u osób zdrowych ma granice? Teoretycznie, myśląc najpierw o pacjencie, granica powinna być w punkcie, w którym taka interwencja może spowodować więcej szkód niż korzyści. Nie jest jednak łatwo określić tę granicę, zwłaszcza gdy istnieje tak wiele czynników wywierających presję na interwencję z zamiarem zapobiegawczym.

Często presja ta pochodzi z samego systemu opieki zdrowotnej i związanych z nim władz. W krajach, które wdrożyły systemy wynagradzania za wyniki, wskaźniki nie zawsze są odpowiednio poparte najlepszymi dowodami naukowymi i często zachęcają do nadmiernej interwencji medycznej [22-25]...] Na przykład wykorzystanie wskaźników do pomiaru jakości wyników zespołów opieki zdrowotnej, które oceniają stopień objęcia daną grupą osób korzystających z określonych badań przesiewowych w kierunku nowotworów, stawia zespół w systemie opieki zdrowotnej pod presją, która jest wyraźnie tendencyjna i korzystna dla badań przesiewowych, ograniczając przestrzeń dla autonomii pacjentów i ich wartości osobistych.

Ten zestaw czynników, zwiększona czułość testu zapewniana przez technologię, mongering choroby przez podmioty napędzane finansowo, obniżenie progów diagnostycznych, zachęty do interwencji medycznej, tendencja do zbyt defensywnej medycyny i kulturowe przekonanie, że wczesne wykrywanie jest zawsze najlepsze oznacza potencjalnie znaczne szkody dla naszego pacjenta: szkody nadmiernej diagnozy [13,26,27]. Naddiagnoza odnosi się do identyfikacji i leczenia chorób, które, bez zewnętrznej interwencji medycznej, nigdy nie objawiłyby się klinicznie ani nie spowodowały problemów zdrowotnych dla naszego pacjenta. W związku z tym to i jego leczenie okazałoby się niepotrzebne, często prowadząc do utraty jakości życia pacjenta i bólu z powodu potencjalnych skutków ubocznych zabiegów. Wymiar przedawkowania jest znaczący w różnych patologiach: astma (około 30% przedawkowania) [28], zaburzenia nadpobudliwości uwagi [, cukrzyca29] ciążowa [,30] nadciśnienie tętnicze [31,32], osteoporoza [20], hipercholesteremia [26], przewlekła choroba nerek [, rak33] piersi [, rak27,34] prostaty [, rak35,36] płuc [37] i rak tarczycy [38].

W przypadku raka gruczołu krokowego, na 1055 mężczyzn w wieku od 50 do 69 lat, którzy zostali zaproszeni do udziału w corocznych badaniach przesiewowych poprzez określenie antygenu swoistego dla gruczołu krokowego, po 11 latach uratowano jednego mężczyznę. Jednak program badań przesiewowych spowoduje jednocześnie wzrost zachorowalności o około 60%, prowadząc do przedawkowania u 37 mężczyzn [35]. Mężczyźni ci będą cierpieć z powodu negatywnego wpływu otrzymania wiadomości, że mają raka, a większość z nich zostanie poddana operacji, która może spowodować zaburzenia erekcji, a w niektórych przypadkach nietrzymanie moczu lub nietrzymanie stolca.

W przypadku raka piersi, z 2000 kobiet zaproszonych do wykonania badań mammograficznych w okresie 10 lat, 1 kobieta zostanie uratowana przed śmiercią na raka piersi, ale jednocześnie 10 zdrowych kobiet zostanie przedawkowanych i niepotrzebnie leczonych, a 200 kobiet przejdzie przez doświadczenie fałszywie pozytywnego [34]...]. Z danych tych wnioskujemy, że czy w przypadku badań przesiewowych w kierunku raka gruczołu krokowego, czy też raka piersi, osoba zdrowa, poddana tym badaniom, będzie miała większe prawdopodobieństwo poniesienia szkody (37 na 1055 w badaniach przesiewowych w kierunku raka gruczołu krokowego, 210 na 2000 w badaniach przesiewowych w kierunku raka piersi) niż dostrzeżenia korzyści (odpowiednio 1 na 1055, 1 na 2000) z tych badań.

Niepotrzebne leczenie wynika z ograniczenia aktualnego stanu techniki, ponieważ po zidentyfikowaniu raka, w świetle aktualnej wiedzy medycznej, nie jest możliwe stwierdzenie, czy rak ten jest jednym z tych, które doprowadzą do choroby i śmierci, czy też nigdy nie przejawi się klinicznie i dlatego nie będzie musiał być leczony.

Incydentalne nowotwory, fałszywie dodatnie i przedawkowanie to wszystkie formy uszkodzenia, na które narażony jest nasz pacjent, szczególnie w przypadku poddania się badaniu lekarskiemu z zamiarem zapobiegawczym. Uznanie tej alarmującej rzeczywistości zmotywowało społeczność medyczną do refleksji, a także do rozwoju nowych kierunków badań. Przykładem rezultatu tej refleksji jest dodanie czwartego poziomu profilaktyki, czwartorzędowego, do trzech istniejących klasycznych poziomów profilaktyki. Początkowo proponowana przez Marca Jamoulle'a profilaktyka czwartorzędowa polega na zapobieganiu niepotrzebnej interwencji medycznej i niepotrzebnej medytacji. Jako sposób na osiągnięcie tego celu proponuje się dwie podstawowe strategie: praktykę medycyny opartej na narracji i praktykę medycyny opartej na dowodach naukowych [3]. Przed uznaniem tego faktu obawa ta motywowała również pytania badawcze leżące u podstaw tej tezy.

1.2. Cele i pytania badawcze

W kontekście medycyny rodzinnej w Portugalii, w jaki sposób wdrażane są działania zapobiegawcze? Jaka jest perspektywa Portugalczyków w odniesieniu do profilaktycznych usług zdrowotnych? Czy portugalscy lekarze rodzinni wykonują profilaktyczne usługi zdrowotne zgodnie z dowodami naukowymi? Czy optymalizacja oprogramowania do zamawiania testów laboratoryjnych i diagnostycznych może poprawić profil zamawiania testów u lekarzy rodzinnych? Aby spróbować odpowiedzieć na te pytania badawcze, podjęto następujące badania:

a) Przekrojowe badanie postaw i opinii pacjentów na temat działań profilaktycznych

Cele: Ocena, jakie usługi zdrowotne są uznawane za niezbędne i z jaką częstotliwością przez osoby dorosłe z ogólnej populacji Portugalii.

Opracowanie to zostało przedstawione w rozdziale 2.

b) Przekrojowe badanie postaw i opinii lekarzy rodzinnych na temat działań profilaktycznych

Cele: Ocena, czy portugalscy lekarze rodzinni wykonują profilaktyczne usługi zdrowotne zgodnie z dowodami naukowymi.

Opracowanie to zostało przedstawione w rozdziale 3.

c) randomizowane badanie kontrolowane w celu oceny wpływu optymalizacji laboratorium i badań diagnostycznych zamawiających oprogramowanie

Cele: Porównanie skutków modyfikacji elektronicznej dokumentacji zdrowotnej, polegającej na uporządkowaniu systemu komunikacji za pomocą badania kontrolowanego losowo.

Opracowanie to zostało przedstawione w rozdziale 4.

Referencje

1. Deklaracja WMA z Genewy [Internet]. 2014 r. [cyt. za: 2014 r. 2 kwietnia]. Dostępny na stronie: http://www.wma.net/en/30publications/10policies/g1/index.html
2. Omran AR. The Epidemiologic Transition: a theory of the epidemiology of population change. Milbank Q. 2005 Dec;83:731-757.
3. Kuehlein T, Sghedoni D, Visentin G, Gervas J, Jamoulle M. Profilaktyka czwartorzędowa: zadanie lekarza ogólnego. PrimaryCare. 2010;10(18):350-354.
4. Gervas J, Starfield B, Heath I. Czy kliniczna prewencja jest lepsza niż leczenie? Lancet. 2008 Dec;372(9654):1997-1999.
5. Elwyn G. Przyjeżdża na postmodernistyczną konsultację medyczną. Eur J Gen Practices. 2004 wrzesień, 10:93-97.
6. Moynihan R, Doran E, Henry D. Disease mongering jest teraz częścią globalnej debaty na temat zdrowia. PLoS Med. 2008 May 27;5(5):e106.
7. Braillon A. Placebo jest daleki od łagodnego: to podstępna choroba. Jestem J. Bioeth. 2009 Dec;9(12):36-38.
8. Bonati M, Reale L. Zmniejszenie przedawkowania i monotonii choroby w ADHD w Lombardii. BMJ. 2013 16 grudnia; 347:f7474.
9. Brązowy SR. Choroba monotonna i nadmierna senność w ciągu dnia. Jestem lekarzem rodzinnym. 2009 Oct;80(8):775.
10. Sackett DL. Arogancja medycyny prewencyjnej. CMAJ. 2002 Aug 20;167(4):363-364.

11. Heath I. Kto potrzebuje opieki zdrowotnej - studnia czy chory? BMJ. 2005 Kwiecień 23,330(7497):954-956.

12. Getz L, Sigurdsson JA, Hetlevik I. Czy zapobieganie chorobom oportunistycznym w ramach konsultacji jest etycznie uzasadnione? BMJ. 2003 sierpień 30;327(7413):498-500.

13. Moynihan R, Doust J, Henry D. Zapobieganie przedawkowaniu: jak przestać szkodzić zdrowym. BMJ. 2012 29 maja; 344:e3502.

14. Furtado CD, Aguirre DA, Sirlin CB, Dang D, Stamato SK, Lee P, i in. Badanie TK całego ciała: spektrum wyników i zaleceń u 1192 pacjentów. Radiologia. 2005 Nov;237:385-394.

15. Hopper KD, Landis JR, Meilstrup JW, McCauslin MA, Sechtin AG. Częstość występowania bezobjawowych kamieni żółciowych w populacji ogólnej. Zainwestuj w Radiol. 1991 Nov;26:939-945.

16. Brodersen J, Siersma VD. Długotrwałe psychospołeczne konsekwencje fałszywie pozytywnej mammografii przesiewowej. Ann Fam Med. 2013 Mar-Apr;11:106-115.

17. Gotzsche PC, Hartling OJ, Nielsen M, Brodersen J, Jorgensen KJ. Badanie piersi: fakty, a może nie. BMJ. 2009 Jan 27;338:b86.

18. Royal Australian College of General Practitioners; Ackermann E, Harris M. Guidelines for preventive activities in general practice [Internet]. 2012 r. [cyt. za: 4 kwietnia 2014 r.]. Dostępny na stronie: http://www.racgp.org.au/your-practice/guidelines/redbook/

19. Schwartz LM, Woloshin S. Zmiana definicji choroby: konsekwencje dla rozpowszechnienia choroby. Analiza trzeciego krajowego badania ankietowego dotyczącego zdrowia i odżywiania, 1988-1994. Eff Clin Practices. 1999 Mar-Apr;2:76-85.

20. Herndon MB, Schwartz LM, Woloshin S, Welch HG. Skutki rozszerzenia definicji choroby: przypadek osteoporozy. Health Aff (Millwood). 2007 Nov-Dec;26:1702-1711.

21. Heath I, Mangin D, Toop L, Brodersen J. Przyszłość narodowych systemów zdrowotnych. Br. J. Gen. Praktyk. 2011 maj;61(586):319-320.

22. Scott A, Sivey P, Ait Ouakrim D, Willenberg L, Naccarella L, Furler J, et al. Wpływ zachęt finansowych na jakość opieki zdrowotnej świadczonej przez lekarzy podstawowej opieki zdrowotnej. Cochrane Database Syst Rev. 2011 Sep 7;(9):CD008451.

23. Melo M, Sousa J. Performance Indicators podpisali umowę z Family Health Units: A progress report on the current moment of Primary Health Care Reform in Portugal (Os Indicadores de Desempenho Contratualizados com as USF: Um ponto da situação no actual momento da Reforma). Rev Port Clin Geral. 2011;27:28-34.

24. Roland M. Płać za przedstawienie: nie magiczna kula. Ann Intern Med. 2012 18 grudnia, 157:912-913.

25. Werner RM, Asch DA. Obawy kliniczne związane z pomiarem wydajności klinicznej. Ann Fam Med. 2007 Mar-Apr;5:159-163.

26. Welch HG, Schwartz L, Woloshin S. Przesadzona diagnoza: robienie ludzi chorych w dążeniu do zdrowia. Boston: Beacon Press; 2011.

27. Bleyer A, Welch HG. Wpływ trzech dekad mammografii przesiewowej na występowanie raka piersi. N Engl J Med. 2012 Nov 22;367:1998-2005.

28. Aaron SD, Vandemheen KL, Boulet LP, McIvor RA, Fitzgerald JM, Hernandez P, i in. Nadmierna diagnoza astmy u otyłych i nie otyłych dorosłych. CMAJ. 2008 Nov 18;179:1121-1131.

29. Morrow RL, Garland EJ, Wright JM, Maclure M, Taylor S, Dormuth CR. Wpływ wieku względnego na rozpoznanie i leczenie zaburzeń koncentracji uwagi/nadpobudliwości u dzieci. CMAJ. 2012 17 kwietnia 184:755-762.

30. Cundy T. zaproponowała nowe kryteria diagnostyczne dla cukrzycy ciążowej - pauzę do namysłu? Diabetyk. 2012 Feb;29:176-180.

31. Pessanha P, Viana M, Ferreira P, Bertoquini S, Poloia J. Wartość diagnostyczna i analiza kosztów i korzyści 24-godzinnego ambulatoryjnego monitorowania ciśnienia krwi w podstawowej opiece zdrowotnej w Portugalii. BMC Cardiovasc Disord. 2013 r. 12 sierpnia 13:57.

32. Hodgkinson J, Mant J, Martin U, Guo B, Hobbs FD, Deeks JJ i in. Względna skuteczność monitoringu klinicznego i domowego ciśnienia krwi w porównaniu z ambulatoryjnym w diagnostyce nadciśnienia tętniczego: przegląd systematyczny. BMJ. 2011 Jun 24,342:d3621.

33. CG Winearls, Glassock RJ. Klasyfikacja przewlekłych chorób nerek u osób starszych: pułapki i błędy. Nephron Clin Practices. 2011;119 Suppl 1:c2-4.

34. Gotzsche PC, Nielsen M. Badania przesiewowe na raka piersi z mammografią. Cochrane Database Syst Rev. 2011 Jan 19;(1):CD001877.

35. Schroder FH, Hugosson J, Roobol MJ, Tammela TL, Ciatto S, Nelen V i inni. Śmiertelność z powodu raka na 11 lat obserwacji. N Engl J Med. 2012 Mar 15;366:981-990.

36. Welch HG, Czarna toaleta. Przedawkowanie diagnozy w raku. J Natl Cancer Inst. 2010 5,102:605-613.

37. Reich JM. Krytyczna ocena przedawkowania: oszacowanie jego wielkości i implikacji dla badań przesiewowych w kierunku raka płuc. Thorax. 2008 Apr;63:377-383.

38. Davies L, Welch HG. Wzrost zachorowalności na raka tarczycy w Stanach Zjednoczonych, 1973-2002. JAMA. 2006 maj 10;295:2164-2167.

Rozdział 2 Populacyjne, ogólnokrajowe, przekrojowe badanie wykorzystania profilaktycznych usług zdrowotnych w Portugalii, określające usługi i częstotliwości uznane za niezbędne przez pacjentów.

Rozdział 2. Populacyjne, ogólnokrajowe, przekrojowe badanie wykorzystania profilaktycznych usług zdrowotnych w Portugalii, określające usługi i częstotliwości uznane za niezbędne przez pacjentów.

Wprowadzenie

W ciągu ostatnich kilkudziesięciu lat ewolucja modelu konsultacji medycznych zmieniła sposób podejmowania decyzji medycznych. Od modelu paternalistycznego do coraz bardziej wspólnego trendu decyzyjnego, rola i głos chorych stają się coraz bardziej obecne w konsultacjach medycznych [1]. Inną tendencją ostatnich czasów jest rosnące znaczenie nadawane profilaktyce klinicznej. Postęp technologiczny, wraz z rosnącą liczbą testów medycznych dostępnych dla lekarzy i pacjentów, kulturowe przekonanie, że więcej jest zawsze lepsze, a także niektóre strategie zwalczania chorób, doprowadziły medycynę prewencyjną do punktu, w którym prawdopodobieństwo wyrządzenia większej szkody niż pożytku budzi duże obawy [2-4]. Znaczna liczba badań medycznych jest przepisywana w celach profilaktycznych osobom zdrowym lub mogącym mieć pewne czynniki ryzyka. Nadmierne i niepotrzebne przepisywanie badań lekarskich ma istotny wpływ ekonomiczny, jak również krytyczne aspekty etyczne w obecnej praktyce klinicznej [4,5].

Wcześniejsze badania wykazały znaczną rozbieżność między postawą lekarzy rodzinnych a dowodami naukowymi związanymi z profilaktyką kliniczną [6]. Niektóre rządy, zaniepokojone głównie niezrównoważonym wzrostem budżetu systemu opieki zdrowotnej, próbowały wdrożyć pewne środki kontroli kosztów, głównie w celu zmniejszenia tej różnicy. Wśród tych środków za dwie strategie najczęściej stosowane przez rządy można uznać wdrożenie zasady "pay-per performance" w systemach opieki zdrowotnej oraz publikację wytycznych opartych na dowodach. W Portugalii, od 2006 r., w ramach reformy podstawowej opieki zdrowotnej wprowadzono nowy system wynagrodzeń za wyniki [7, 8]. Niektóre z czynników mierzonych w tym wykonaniu są związane z liczbą testów medycznych przepisanych przez lekarzy rodzinnych. W 2011 r. Portugalia zwróciła się o wsparcie finansowe do Międzynarodowego Funduszu Walutowego i Unii Europejskiej. W ramach Technicznego protokołu ustaleń w sprawie wsparcia finansowego Portugalia zobowiązała się do "ustanowienia jasnych zasad przepisywania leków i realizacji uzupełniających badań diagnostycznych (wytyczne dla lekarzy w zakresie przepisywania leków) na podstawie międzynarodowych wytycznych dotyczących przepisywania leków" oraz do "kontynuowania publikacji wytycznych klinicznych i ustanowienia systemu kontroli ich wdrażania" [9]. Wszystkie te strategie mają jednak na celu poprawę jakości przepisywania badań lekarskich, opierając się wyłącznie na działaniu lekarza, i ignorują ewolucję konsultacji lekarskiej w kierunku bardziej wspólnego procesu decyzyjnego, a często do modelu decyzyjnego "pacjent pyta, pacjent dostaje". W tym kontekście niezbędna jest znajomość przekonań i postrzegania pacjentów na temat testów medycznych.

Celem tego badania była ocena - w kontekście profilaktycznych usług zdrowotnych świadczonych w ramach podstawowej opieki zdrowotnej - jakie badania medyczne uznaje się za konieczne i z jaką częstotliwością usługi te powinny być wykorzystywane przez osoby dorosłe z ogólnej populacji Portugalii.

Metody

Projekt studyjny

Ogólnokrajowe badanie przekrojowe zostało przeprowadzone na reprezentatywnej próbie ogólnej populacji dorosłych w Portugalii, z wykorzystaniem komputerowych wywiadów telefonicznych (CATI) do zbierania danych.

Kryteria wyboru uczestników

Zdefiniowaną populacją docelową była portugalska dorosła populacja ogólna, a dostępna populacja obejmowała dorosłe osoby mieszkające w portugalskich gospodarstwach domowych posiadających telefon stacjonarny (operat operat losowania). Aby kwalifikować się do pomocy, osoby fizyczne muszą być osobami dorosłymi w wieku co najmniej 18 lat, mieszkającymi w gospodarstwie domowym (prywatnym mieszkaniu) z telefonem stacjonarnym. Kryteria wykluczenia obejmowały: niepełnosprawność poznawczą lub fizyczną, która utrudniała możliwość przeprowadzenia rozmowy telefonicznej; bycie rezydentem domu opieki lub rezydentem innego rodzaju mieszkania zbiorowego; oraz odmowę wyrażenia świadomej zgody na udział w badaniach.

Metody pobierania próbek badawczych

Aby uzyskać reprezentatywną próbę ogólnej populacji dorosłych w Portugalii, zastosowano warstwowy projekt doboru próby w klastrach. Po pierwsze, wszystkie hrabstwa zostały wykorzystane jako warstwy naturalne; w każdym hrabstwie wybrano losowo próbę gospodarstw domowych z numerami telefonów stacjonarnych, z prawdopodobieństwem proporcjonalnym do wielkości populacji hrabstwa, oszacowanej w krajowym spisie powszechnym. Następnie w każdym gospodarstwie domowym wybrano losowo jednego uprawnionego mieszkańca na podstawie daty urodzin (wybrane zostały ostatnie urodziny w gospodarstwie domowym). Docelowe kwoty zostały ustalone dla warstw wiekowych i płciowych w każdym regionie geograficznym, aby uwzględnić prawdopodobieństwo bycia dostępnym w domu do wywiadu oraz skorygować powszechną nadreprezentację w badaniach telefonicznych respondentów z płci żeńskiej i starszych grup wiekowych [10-12].

Wdrożono kompleksowy zestaw środków, które mają na celu zapobieganie przypadkom braku odpowiedzi i stronniczości w udzielaniu odpowiedzi. Włącznie z tymi: (1) odpowiedni dobór i specjalistyczne szkolenie ankieterów; (2) włączenie prezentacji wprowadzającej jako wstępnej części kontaktów z gospodarstwami domowymi, mającej w szczególności na celu zwrócenie uwagi uczestników, uzyskanie ich świadomej zgody i ułatwienie uczestnictwa; oraz (3) standardowe procedury operacyjne dotyczące kontaktów i oddzwaniania w przypadku nieudanych kontaktów, systematycznie obejmujące osiem prób w różnych dniach i o różnych porach dnia. Dodatkowo, w celu skorygowania zaburzeń równowagi w próbie oraz częściowego skorygowania szacunków chorobowości o odchylenia w selekcji, wdrożono zestaw procedur ważenia [10-12]. Zastosowano dwa rodzaje ciężarków: (1) wagi dostosowane do projektu doboru próby (stratyfikacja i grupowanie), dostosowujące się do różnych prawdopodobieństw doboru respondentów oraz (2) wagi po stratyfikacji, uwzględniające rozkład populacji według regionu geograficznego zamieszkania, płci i 5-letnich kategorii wiekowych, w oparciu o portugalski spis powszechny [13].

Kontrola jakości

Ankieterzy byli doświadczeni, odpowiednio przeszkoleni i przygotowani do stosowania kwestionariusza badania. Pierwsza pilotażowa seria 100 wywiadów została przeprowadzona w celu oceny czasu potrzebnego na wypełnienie kwestionariusza oraz oceny kwestii związanych z językiem kwestionariusza i jego zrozumieniem. Podczas pierwszych 50 wywiadów został przeprowadzony drugi lot pilotażowy. Wszystkie wywiady były nadzorowane przez opiekuna ds. gromadzenia danych; dodatkowo co najmniej 20% wywiadów było nadzorowanych losowo przez koordynatora badania.

Wielkość próbki

Liczebność próby została określona w celu uzasadnienia oszacowania proporcji z oczekiwanym marginesem błędu 4%, przy założeniu efektu projektowego 1,5, oraz zamierzonym poziomem ufności (CI) 95%. W oparciu o te założenia wymagana była próba co najmniej 1000 osób dorosłych z populacji ogólnej.

Instrumenty i metody gromadzenia danych

Gromadzenie danych odbywało się w okresie od 16 lutego 2011 r. do 11 maja 2011 r., przy wykorzystaniu komputerowych wywiadów telefonicznych (CATI). Zastosowano kwestionariusz strukturalny zawierający cztery sekcje: (1) część wprowadzająca, przedstawiająca cele i motywację badań; (2) część zawierająca pytania dotyczące stanu zdrowia respondentów; (3) główna część badawcza; (4) oraz część dotycząca gromadzenia danych społeczno-demograficznych.

W głównej części badawczej respondenci odpowiadali na trzy pytania dotyczące następujących 15 interwencji medycznych: badanie krwi pod kątem stężenia cholesterolu; ocena ciśnienia krwi; badanie krwi pod kątem stężenia glukozy na czczo; badanie krwi utajonej w kale; prześwietlenie klatki piersiowej; szczepionka przeciwko tężcowi; rutynowa analiza ogólna; badanie USG tarczycy; badanie USG jamy brzusznej; badanie USG gruczołu krokowego i badanie antygenów gruczołu krokowego specyficzne dla mężczyzn; oraz badania mammograficzne, USG piersi, USG ginekologiczne i cytologia szyjki macicy specyficzne dla kobiet. Ankieterzy zostali przeszkoleni w zakresie wyjaśnienia znaczenia każdego testu medycznego, aby upewnić się, że uczestnicy prawidłowo zrozumieli wszystkie pytania.

Te trzy pytania były:

a) Czy uważa Pan/Pani, że w Pana/Pani osobistym przypadku należy poddać się następującym badaniom lekarskim, przesiewowym lub czynnościowym?

b) Jeśli tak, to jak często należy się jej poddawać?

c) Czy zwykle poddaje się Pan/Pani następującemu badaniu medycznemu, screeningowi lub czynności?

Pytanie b) było stosowane tylko wtedy, gdy odpowiedź na pytanie a) brzmiała "tak".

Analiza statystyczna

Analiza statystyczna została przeprowadzona z wykorzystaniem Pakietu Statystycznego dla Nauk Społecznych w wersji 19.0 dla Windows (SPSS®). Wszystkie przedstawione szacunki częstości występowania zostały obliczone po uwzględnieniu projektu pobierania próbek i odpowiednich mas opisanych powyżej oraz przy użyciu modułu analizy Złożonych Próbek SPSS® 19.0. Dla wszystkich szacunkowych wskaźników chorobowości przedstawiono szacunki punktowe i 95% CI.

Statystyki opisowe prezentowane są jako częstotliwość bezwzględna (liczba) i częstotliwość względna (procent) dla zmiennych kategorycznych oraz jako średnia i odchylenie standardowe (SD) dla zmiennych ciągłych. W przypadku przekrzywienia zmiennej funkcji rozkładu empirycznego zastosowano zakres mediany i międzykwartylowy (IQR: 25-75-ty percentyl). Przy testowaniu hipotez dotyczących zmiennych ciągłych zastosowano odpowiednio testy parametryczne (test t studenta oraz jednoczynnikową analizę wariancji (ANOVA)) oraz nieparametryczne (testy Manna-Whitney'a i Kruskala-Wallisa), uwzględniając założenia normalności i liczbę porównywanych grup. Test Kołmogorowa-Smirnowa został wykorzystany do zbadania założeń normalności rozkładów zmiennych. Przy testowaniu hipotez dotyczących zmiennych kategorycznych zastosowano odpowiednio testy Chi-kwadratowe oraz testy dokładne Fishera.

Ilekroć stosowano testy hipotez statystycznych, brano pod uwagę poziom istotności =5%.α

Względy etyczne

Badanie to zostało zatwierdzone przez Komisję Etyki Medycznej Centrum Zdrowia w São João. Uczestnicy udzielili ustnej, świadomej zgody na początku rozmowy telefonicznej. Nie uzyskano pisemnej zgody, ponieważ wywiady były prowadzone telefonicznie, bez fizycznej obecności uczestników. Uczestnicy zostali poinformowani o przewidywanym czasie trwania rozmowy i podkreślono dobrowolny charakter uczestnictwa. Uczestnicy zostali poinformowani, że w każdej chwili mogą przerwać swój udział w rozmowie. Wywiady nie były nagrywane, a uczestnicy nie otrzymali żadnego wynagrodzenia. W celu ujednolicenia procesu uzyskiwania świadomej zgody, ankieterzy zostali specjalnie przeszkoleni i zobowiązani do przeczytania znormalizowanego tekstu. Procedura uzyskiwania zgody została zatwierdzona przez Komitet Etyki Medycznej Centrum Zdrowia w São João.

Wyniki

Spośród ogółem 2 945 losowo wybranych gospodarstw domowych, było 1 804 osoby uprawnione. Spośród ogólnej liczby gospodarstw domowych, w których znajdują się osoby uprawnione, 804 spośród wybranych osób odmówiło uczestnictwa. Uzyskaliśmy 1000 ważnych wywiadów, co odpowiada wskaźnikowi odpowiedzi na poziomie 55%. Średni czas trwania rozmowy wynosił 18 minut. Respondenci mieli od 18 do 97 lat, w tym 520 kobiet i 480 mężczyzn. W tabeli 2.1 przedstawiamy ogólny opis charakterystyki próbki.

Tabela 2.2 pokazuje, że 58,9% ankietowanych uważało się za osoby od dobrego do dobrego stanu zdrowia. Częstość występowania w naszej próbie wynosiła 25,0% w przypadku nadciśnienia, 24,3% w przypadku hipercholesterolemii, 6,6% w przypadku cukrzycy, 10,4% w przypadku problemów z sercem, 9,6% w przypadku astmy i/lub POChP, 13,6% w przypadku depresji i 3,0% w przypadku nowotworów.

Tabela 2.3 przedstawia częstość występowania osób, które uważają, że powinny być poddane określonej aktywności medycznej, średni czas trwania tej aktywności oraz częstość występowania osób, które ją wykonują. Szacuje się, że 99,2% (95% CI: 98,5 do 99,6) osób dorosłych w Portugalii uważa, że powinny one przejść ogólne rutynowe badania krwi i moczu, ze średnim odstępem czasu wynoszącym 12,0 miesięcy (95% CI: 11,4 do 12,6), a 87,4% (CI: 85,3 do 89,3) informuje, że zazwyczaj poddaje się im tę aktywność.

Szacuje się, że 93,2% (95% CI: 91,3 do 94,6) dorosłych Portugalczyków uważa, że powinni poddać się ocenie poziomu cholesterolu; 87,6% (95% CI: 85,3 do 89,5) ocenie ciśnienia krwi; oraz 86,5% (95% CI: 84,2 do 88,5) ocenie poziomu glukozy. Wśród dorosłych kobiet portugalskich 83,9% (80,7 do 86,6) uważa cytologię szyjki macicy za konieczną; 81,4% (95% CI: 77,9 do 84,5), USG ginekologiczne; 77,7% (95% CI: 73,9 do 81,1), USG piersi; oraz 77,4% (95% CI: 73,5 do 80,9), mammografia. Wśród dorosłych mężczyzn portugalskich 67,3% (95% CI: 62,8 do 71,5) uważa, że badanie PSA jest konieczne, a 61,5% (95% CI: 56,9 do 65,8) uważa, że USG prostaty jest konieczne.

Szacuje się, że w przypadku 14 z 15 rozważanych rodzajów działalności medycznej, ponad 60 % dorosłych Portugalczyków uważa, że powinni oni poddać się tej szczególnej działalności medycznej.

W odniesieniu do optymalnej częstotliwości stwierdzanej przez portugalskich dorosłych dla każdego testu medycznego lub aktywności, za konieczne uznano ocenę ciśnienia krwi, pomiary glukozy i cholesterolu w najkrótszych średnich odstępach czasu: 3,3 miesiąca (95% CI: 3,0 do 3,7), 9,9 miesiąca (95% CI: 9,5 do 10,3) i 10,3 miesiąca (95% CI: 9,9 do 10,7). Średnia optymalna częstotliwość wynosiła od 12 do 15,5 miesiąca dla 9 z 15 rozważanych działań medycznych.

W tabeli 2.4 dokonaliśmy depuracji: dla każdego konkretnego badania medycznego, respondenci z deklarowanymi stanami chorobowymi lub czynnikami ryzyka, które uzasadniałyby wykonanie tego badania medycznego, zostali wycofani z analizy. Analizując dane osób, które nie wymagają tych testów, sprawdzamy, czy tylko w przypadku oceny poziomu glukozy istnieje statystycznie istotna różnica: szacowana częstość występowania osób, które uważają ten test za konieczny, jest niższa i wynosi 76,3% (95% CI: 69,3 do 82,1). W innych badaniach medycznych wyniki są dość podobne do globalnej analizy grupowej.

Na wykresie 2.1. obserwujemy związek niektórych czynników z odsetkiem całkowitej liczby badań/interwencji medycznych, które respondenci naszej próby uznają za konieczne. Ponieważ całkowita liczba możliwych testów/interwencji medycznych rozważanych w kwestionariuszu była różna dla mężczyzn i kobiet, obliczyliśmy procentowy udział w całkowitej liczbie, który respondenci uznali za konieczny. Nie stwierdzono istotnych statystycznie różnic między respondentami płci męskiej i żeńskiej. W grupie wiekowej od 40 do 69 lat odnotowano istotnie większą liczbę testów/interwencji niż w młodszych grupach wiekowych ($p < 0{,}001$). Respondenci z wskaźnikiem masy ciała (BMI) ≥30 zgłaszali również znacznie większą liczbę niezbędnych badań/interwencji ($p < 0{,}001$). Respondenci z podstawowym poziomem wykształcenia zgłaszali znacznie większą liczbę testów/interwencji. Studenci zgłaszali znacznie mniejszą liczbę testów/interwencji w porównaniu z respondentami innych zawodów. Nie zaobserwowano istotnych statystycznie różnic pomiędzy respondentami posiadającymi prywatne ubezpieczenie zdrowotne a tymi, którzy go nie posiadali, ani pomiędzy badanymi w miastach i na wsi. Wreszcie, jeśli chodzi o samozgłaszany stan zdrowia, respondenci twierdzący, że ich stan zdrowia jest rozsądny, zgłaszali znacznie większą liczbę badań/interwencji niż ci, którzy twierdzili, że ich stan zdrowia jest od dobrego do optymalnego.

Tabela 2.5 pokazuje, że znacznie wyższy odsetek dorosłych Portugalczyków (37,7%; 95% CI: 34,5 do 41,1) decyduje się na poddanie się badaniom lekarskim z własnej inicjatywy, a nie z inicjatywy swoich lekarzy lub za ich obopólną zgodą. Tylko 3,8% (95% CI: 2,8 do 5,0) zgłosiło, że nigdy nie przechodziło badań medycznych.

Dyskusja

Wyniki te pokazują, że zdecydowana większość dorosłej ludności Portugalii uważa dużą liczbę badań medycznych za niezbędne w skali prawie rocznej, a większość z nich stosuje się do tych parametrów badawczych. Solidniejszym przykładem tego stwierdzenia jest wynik uzyskany w ramach "rutynowych badań krwi i moczu". Podczas omawiania okresowych badań lekarskich lub rutynowych kontroli zdrowotnych, popularne w języku portugalskim wyrażenie "análises gerais", które można dosłownie przetłumaczyć na język angielski jako "analiza ogólna", zawsze trafia do umysłów portugalskich pacjentów. Jest to częsty powód konsultacji i częsty wniosek w portugalskich konsultacjach dotyczących ogólnej praktyki: "Doktorze, chcę zrobić "ogólną analizę"". Stały panel badań nie jest zawarty w tych "analizach ogólnych", ale zwykle obejmuje badanie moczu i krwi pod kątem całkowitej ilości krwi, glukozy, cholesterolu całkowitego i HDL, trójglicerydów, enzymów wątrobowych i kreatyniny. Postrzegana przez pacjenta potrzeba corocznych rutynowych badań krwi i moczu może być związana z tradycyjną koncepcją corocznych okresowych badań zdrowotnych i wydaje się być silnie i kulturowo zakorzeniona w populacji portugalskiej. W Portugalii nie ma oficjalnych zaleceń dotyczących częstotliwości okresowych badań lekarskich dorosłych, ani rutynowych badań krwi. Portugalskie Ministerstwo Zdrowia zaleca trzy następujące badania przesiewowe w kierunku raka piersi: badania przesiewowe w kierunku raka piersi metodą mammografii co 2 lata, dla kobiet w wieku od 50 do 69 lat; badania przesiewowe w kierunku raka jelita grubego metodą okluzyjnego badania krwi w kale co 1-2 lata, dla dorosłych w wieku od 50 do 74 lat; oraz badania przesiewowe w kierunku raka szyjki macicy metodą cytologii szyjki macicy dla kobiet w wieku od 25 do 60 lat, co 3 lata po 2 corocznych prawidłowych badaniach [14].

Obecnie dysponujemy dowodami naukowymi na to, że ogólne badania lekarskie u dorosłych nie zmniejszają ogólnej lub swoistej (np. przyczyn chorób układu krążenia lub nowotworowych) zachorowalności lub śmiertelności, choć zwiększają liczbę nowych rozpoznań [15]. Poprzednie badania w innych krajach wykazały tendencję do przeceniania przez chorych korzyści osiąganych dzięki badaniom przesiewowym i profilaktycznym [16-19]. Inne badania wykazały również tendencję do częstszego poddawania się niektórym badaniom, np. przesiewowym w kierunku nowotworów, a w młodszym wieku częściej niż zalecają badania oparte na dowodach naukowych [20].

Nasze wyniki pokazują również, że postrzeganie przez pacjentów wymaganych badań medycznych jest dalekie od tego, co zalecają dowody naukowe. Nasi pacjenci nie wykazują zdolności do rozróżnienia pomiędzy badaniami medycznymi, które są wykonywane na podstawie zwykłych i opartych na dowodach zaleceń, a tymi, które nie są. Na przykład, nie ma statystycznie istotnej różnicy między szacowaną częstością występowania kobiet, które uważają cytologię szyjki macicy za konieczną, a tymi, które uważają USG ginekologiczne za konieczne; to samo dotyczy USG piersi i mammografii. Inną istotną niespójnością jest obserwacja, że więcej dorosłych Portugalczyków uważa prześwietlenie płuc za konieczne niż badanie krwi utajonej w kale.

Z wyjątkiem szczepionki przeciwko tężcowi, zgłaszane średnie optymalne częstotliwości dla każdego badania medycznego lub aktywności są znacznie bardziej regularne niż zwykle zalecane. Odnosi się to nawet do testów medycznych zalecanych zazwyczaj dla grup docelowych w określonym wieku.

Warto zauważyć, że czynniki takie jak płeć, status prywatnego ubezpieczenia zdrowotnego oraz miejsce zamieszkania (miasto lub wieś) nie mają wpływu na całkowitą liczbę usług zdrowotnych, które pacjenci uznają za niezbędne. Jednak otyłość (BMI ≥30), mająca jedynie podstawowy poziom wykształcenia, lub należąca do grupy wiekowej 40-69 lat, wydaje się być związana z większą liczbą świadczeń zdrowotnych, które pacjenci uznają za konieczne. Obserwowanie, czy ustalenia te są powielane w innych krajach i badanie, co uzasadnia te stowarzyszenia, byłoby interesujące.

Biorąc pod uwagę wszystkie te fakty, a także fakt, że znacznie większy odsetek portugalskich dorosłych rozważa częstsze poddawanie się badaniom medycznym z własnej inicjatywy, możemy stwierdzić, że strategie mające na celu bardziej oparte na dowodach i racjonalne przepisywanie badań medycznych powinny być ukierunkowane na pacjenta. Podnosimy również hipotezę, że strategie zorientowane na pacjenta mogą być bardziej skuteczne w osiągnięciu tego celu niż strategie zorientowane na lekarza, jak dotychczas obserwowane. Ważne jest, aby wyjaśnić, że gdy portugalscy pacjenci zgłaszają, że z własnej inicjatywy przechodzą więcej testów medycznych, nie oznacza to, że przejdą je bez recepty. Dla większości Portugalczyków udawanie się bezpośrednio do laboratorium w celu wykonania badań medycznych bez recepty jest finansowo niezrównoważone. Pacjenci donoszą, że czują się pewnie, otrzymując od swoich lekarzy receptę, której chcą.

Strategie ukierunkowane na lekarzy, takie jak zachęty finansowe i systemy pay-per performance, mające na celu skłonienie do bardziej racjonalnego przepisywania badań medycznych, nie uwzględniają ostatnich zmian w konsultacjach medycznych i sposobu podejmowania decyzji w ramach konsultacji. Chociaż strategie zorientowane na lekarza mogą mieć pewne pozytywne aspekty, mogą one być czynnikiem zakłócającym relację lekarz-pacjent i powinny być zawsze uzupełniane o strategie zorientowane na pacjenta. To nie tylko kwestia oszczędności kosztów, to także kwestia "*primum non nocere*", kwestia unikania szkód związanych z badaniami medycznymi, w tym zbędnych diagnoz, które prowadzą do niepotrzebnego leczenia i fałszywych alarmów, które często niosą ze sobą skutki uboczne i/lub niepokój psychiczny.

Nasze badanie ma pewne ograniczenia. Po pierwsze, uzyskaliśmy 55% wskaźnik odpowiedzi, który można uznać za niski. Niskie wskaźniki odpowiedzi są często spotykane jako ograniczenie w tego typu badaniach populacyjnych i mogą stanowić źródło stronniczości wyboru. Zmiany w telekomunikacji, marketingu i kulturze to jedne z czynników, które przyczyniają się do rosnącego zagrożenia brakiem odpowiedzi na badania telefoniczne w gospodarstwach domowych [10, 21].

Po drugie, kiedy zapytano uczestnika o to, czy uważa, że konieczne jest przeprowadzenie badania lekarskiego/interwencji, nie wyjaśniliśmy, czy jest to badanie profilaktyczne czy diagnostyczne. Uważamy, że rozróżnienie pomiędzy tymi dwoma pojęciami byłoby trudne dla większości osób; dlatego też wyjaśnienie intencji uczestników nie jest ostatecznie możliwe. Jednak to, że usługi profilaktyki w zakresie podstawowej opieki zdrowotnej były głównym założeniem badania, było na ogół jasne.

Po trzecie, analizując wyniki z tabeli 2.4, musimy wziąć pod uwagę, że mamy do czynienia z samooceną stanu zdrowia uczestnika, który może nie odpowiadać rzeczywistej potrzebie opieki zdrowotnej.

Po czwarte, kwestionariusz koncentrował się na ograniczonym zestawie testów/interwencji medycznych. Interesujące byłoby uwzględnienie innych badań medycznych, na przykład więcej markerów guza w surowicy lub tomografii komputerowych. Nie uwzględniliśmy tych testów, ponieważ wydłużyłoby to nadmiernie czas trwania rozmów kwalifikacyjnych.

Po piąte, w celu wybrania próby reprezentatywnej portugalskiej populacji dorosłych, wdrożyliśmy warstwową próbę zbiorczą gospodarstw domowych i losowo wybranych uczestników w każdym gospodarstwie domowym w oparciu o daty urodzenia. Wdrożyliśmy jednak kwoty dla warstw wiekowych i płciowych dla każdego regionu geograficznego. W związku z tym mamy pewne nieodłączne ograniczenia systemu pobierania próbek w ramach kwot.

Konieczne są dalsze badania w celu zbadania, które metody mogą być bardziej opłacalne w strategiach zorientowanych na pacjenta, które mają na celu wyjaśnienie znaczenia dowodów naukowych, jak również kosztów i ryzyka/szkód związanych z badaniami medycznymi dla pacjentów. W tym kontekście konieczne są dalsze badania dotyczące szkód wynikających z ogólnych kontroli zdrowotnych. Interesujące byłoby również sprawdzenie, czy wyniki te znajdują się również w innych krajach, a także dalsze badania dotyczące poglądów pacjentów i ich wiedzy na temat zagrożeń i szkód związanych z badaniami medycznymi.

Pomimo ograniczeń naszych badań, uważamy, że wyniki te są odzwierciedleniem ewolucji konsultacji medycznych w kulturze zachodniej i trendów w zapotrzebowaniu ludności na opiekę zdrowotną. Przedstawione wyniki są z pewnością możliwe do uogólnienia dla zdecydowanej większości krajów Europy Zachodniej i wielu innych rozwiniętych/rozwiniętych krajów świata. Powszechny charakter problemu, znaczenie tego zagadnienia dla zdrowia jednostek i dla stabilności systemów opieki zdrowotnej sprawia, że jego omówienie jest pilniejsze i potrzebne bardziej niż kiedykolwiek. Rozwój interwencji edukacyjnych mających na celu informowanie ludności o rzeczywistym wpływie i adekwatności niektórych usług zdrowotnych ma kluczowe znaczenie dla zapobiegania ich nieodpowiedniemu popytowi oraz dla promowania wdrażania usług profilaktycznych, które mogą przynieść korzyści i pozytywnie wpłynąć na zdrowie każdego pacjenta.

Referencje

1. Elwyn G (2004) Przybycie na postmodernistyczną konsultację medyczną. Eur J Gen Pract 10 (3): 93-7.

2. Gérvas J, Starfield B, Heath I (2008) Czy prewencja kliniczna jest lepsza niż leczenie? Lancet 372 (9654): 1997-9.

3. Sackett DL (2002) Arogancja medycyny prewencyjnej. CMAJ 167 (4): 363-4.

4. Moynihan R, Doust J, Henry D (2012) Preventing overdiagnosis: how to stop harming the healthy. BMJ 344: e3502.

5. Getz L, Sigurdsson JA, Hetlevik I (2003) Czy zapobieganie chorobom oportunistycznym w ramach konsultacji jest etycznie uzasadnione? BMJ 327 (7413): 498-500.

6. Brotons C, Björkelund C, Bulc M, Ciurana R, Godycki-Cwirko M, et al. (2005) Prevention and health promotion in clinical practice: the views of general practitioners in Europe. Prev Med. 40 (5): 595–601.

7. Pisco L (2008) Reforma podstawowej opieki zdrowotnej w Portugalii. JMF [Internet]. 151SE ed. Dostępne: http://www.mcsp.minsaude.pt/Imgs/content/page_123/Reform_of_PrimaryHealthCare.pdf. Dostępny od 29 sierpnia 2012 r.

8. Fialho AS, Oliveira MD, Sá AB (2011) Using discrete event simulation to compare the performance of family health unit and primary health care centre organizational models in Portugal. BMC Health Serv Res. 11: 274.

9. MFW, redaktor (2011) Portugalia: List intencyjny, memorandum w sprawie polityki gospodarczej i finansowej oraz techniczny protokół ustaleń [Internet]. Dostępny pod adresem: http://www.imf.org/external/np/loi/2011/prt/051711.pdf. Dostępny od 29 sierpnia 2012 r.

10. Gaje RM (2006) Stopy braku odpowiedzi i tendencyjność braku odpowiedzi w badaniach gospodarstw domowych. Public Opinies Quart 70 (5): 646-75.

11. Groves RM, Biemer P, Lyberg L, Massey J, Nicholls W, et al. (1988) Telephone Survey Methodology . Nowy Jork: John Wiley i Sons.

12. Lohr SL (1999) Pobieranie próbek: projektowanie i analiza. Pacific Grove, California: ITP Duxbury Press.

13. Statistics Portugal, Instituto Nacional de Estatística (INE) (2001) Spis powszechny w Portugalii [Internet]. Dostępny: http://censos.ine.pt/

14. Ministério da Saúde (2007). Krajowy Plan Zapobiegania i Kontroli Chorób Onkologicznych 2007/2010 (National Plan for Prevention and Control of Oncological Diseases 2007/2010).

15. Krogsboll LT, Jorgensen KJ, Gronhoj Larsen C, Gotzsche PC (2012) Ogólne kontrole zdrowotne u dorosłych w celu zmniejszenia zachorowalności i śmiertelności z powodu chorób: Przegląd systematyczny i metaanaliza Cochrane'a. BMJ. 345 (3): e7191-e7191.

16. Schwartz LM, Woloshin S, Fowler FJ Jr, Welch HG (2004) Entuzjazm w badaniach przesiewowych w kierunku raka w Stanach Zjednoczonych. JAMA 291 (1): 71-8.

17. Gigerenzer G, Mata J, Frank R (2009) Społeczna wiedza na temat korzyści płynących z badań przesiewowych w kierunku raka piersi i gruczołu krokowego w Europie. J Natl Cancer Inst 101 (17): 1216-20.

18. Domenighetti G, D'Avanzo B, Egger M, Berrino F, Perneger T, et al. (2003) Women's perception of the benefits of mammography screening: population-based survey in four countries. Int J Epidemiol 32(5): 816-21.

19. Hudson B, Zarifeh A, Young L, Wells JE (2012) Oczekiwania pacjentów w zakresie badań przesiewowych i zabiegów profilaktycznych. Annale Fam Med 10 (6): 495-502.

20. Brotons C, Bulc M, Sammut MR, Sheehan M, Manuel da Silva Martins C, et al. (2012) Attitudes towards preventive services and lifestyle: the views of primary care patients in Europe. Badanie pacjentów EUROPREVIEW. Praktyka rodzinna. 29 Suppl 1: i168-i176.

21. O'Toole J, Sinclair M, Leder K (2008) Maximising response rates in household telephone surveys. BMC Med Res Meth 8 (1): 71.

Rysunek 2.1. Czynniki wpływające na całkowitą liczbę świadczeń zdrowotnych uznanych przez respondentów za niezbędne

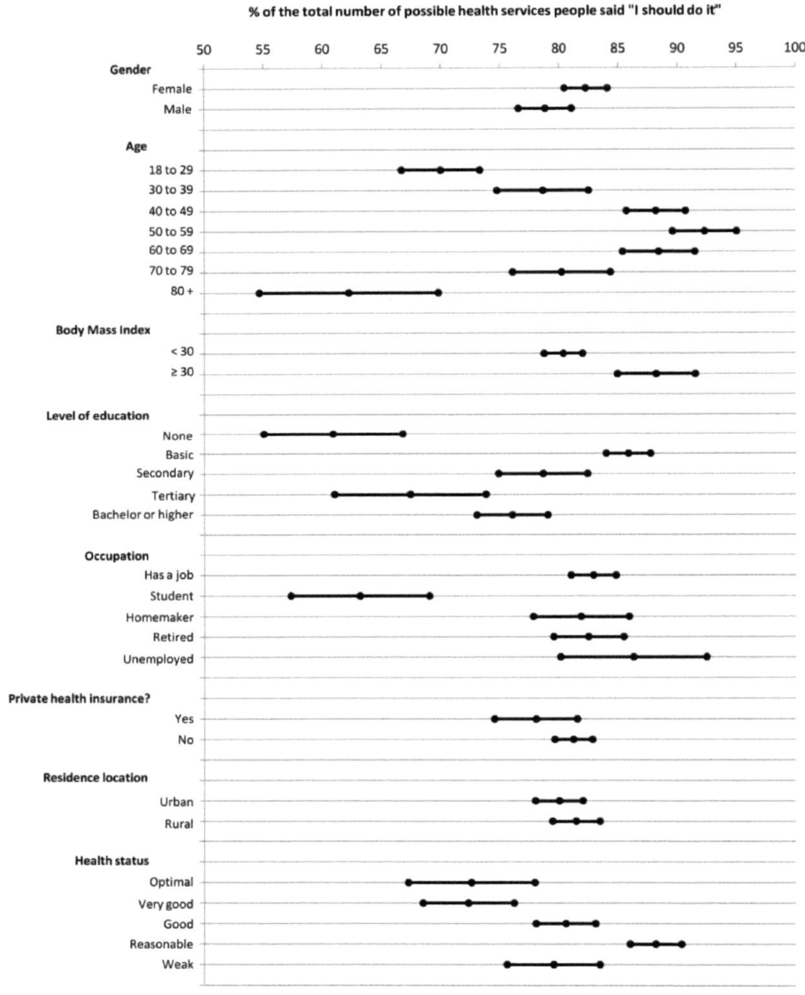

Tabela 2.1. Charakterystyka próbki

Wiek (lata) Wredny: 45 Zasięg: 18–97	**% respondentów**	**Nieważony Licznik**
Od 18 do 29	26.7%	233
Od 30 do 39	17.6%	184
Od 40 do 49	16.4%	169
Od 50 do 59	14.1%	145
Od 60 do 69	12.6%	131
Od 70 do 79	9.2%	96
80 lub więcej	3.4%	42
Płeć	Mężczyzna: 47.8%	480
	Kobieta: 52,2%	520
Rozkład geograficzny (NUTS* II)		
Północ	35.6%	348
Centrum	23.3%	230
Lizbona	26.4%	262
Alentejo	7.8%	78
Algarve	3.6%	38
Madera	1.7%	22
Azory	1.6%	22
Stan cywilny		
Pojedynczy	34.5%	321
Żonaty	56.0%	560
Żonaty, ale w separacji prawnej	0.8%	8
Rozwiedziony	2.7%	31
Owdowiały	6.1%	77
Najwyższy ukończony poziom wykształcenia		
Brak	2.8%	35
Podstawowy, cykl 1.	23.7%	250
Podstawowy, drugi cykl	7.0%	72
Podstawowy, trzeci cykl	17.9%	171
Szkolnictwo średnie	23.4%	220
Szkolnictwo pomaturalne	3.7%	33
Szkolnictwo wyższe, licencjat	2.1%	21

Szkolnictwo wyższe, ukończenie studiów	16.6%	167
Szkolnictwo wyższe, magisterskie	2.1%	23
Szkolnictwo wyższe, doktorat	0.6%	6
Zawód zawodowy		
Ma zawód	53.3%	534
Student	11.7%	96
Gospodarz domowy	7.0%	74
Emerytowany	21.8%	234
Bezrobotni	6.3%	60
Miejsce zamieszkania		
Miejski	55.3%	559
Wiejski	44.7%	441

*NUTS: Nomenklatura Jednostek Terytorialnych do Celów Statystycznych

Tabela 2.2. Samoodczuwalny stan zdrowia, stan zdrowia i czynniki ryzyka

	% respondentów	**Nieważony Licznik**
Stan zdrowia		
Ogólnie rzecz biorąc, czy powiedziałbyś, że twoje zdrowie jest:		
Doskonały	10.9%	107
Bardzo dobry	15.3%	139
Dobry	32.7%	326
Targi	30.4%	314
Biedny	10.8%	114
Warunki zdrowotne i czynniki ryzyka		
Hypertension	25.0%	246
Podwyższony poziom cholesterolu	24.3%	270
Cukrzyca	6.6%	76
Problemy z sercem	10.4%	109
Bóle mięśniowo-szkieletowe	58.6%	585
Astma i/lub POChP*	9.6%	101
Choroba wrzodowa żołądka lub choroba wrzodowa	11.2%	122
Lęk	37.9%	378
Depresja	13.6%	141
Nadwaga lub otyłość	26.0%	260
Palacz	17.3%	183
Rak	3.0%	34
Jestem zdrowy, nie mam żadnej choroby	15.9%	158

*COPD: przewlekła obturacyjna choroba płuc

Tabela 2.3. Przewaga osób uważających proponowane usługi zdrowotne za niezbędne, przy optymalnej częstotliwości ich świadczenia.

Usługi zdrowotne	Tak, uważam, że powinienem poddać się temu testowi medycznemu/aktywności				Jak często?			Tak, korzystam z tego medycznego testu/działania			
			95% CI			95% CI				95% CI	
	n	(%)	Niżej	Górna strona	Czas średni (miesiące)	Niżej	Górna strona	n	(%)	Niżej	Górna strona
Rutynowe badania krwi i moczu	983	99.20%	98.50%	99.60%	12.0	11.4	12.6	875	87.40%	85.30%	89.30%
Szczepionka przeciwko tężcowi	883	93.90%	92.30%	95.30%	109.1	107.0	111.2	820	85.10%	82.90%	87.10%
Ocena poziomu cholesterolu	921	93.20%	91.30%	94.60%	10.3	9.9	10.7	806	79.50%	76.80%	81.90%
Ocena ciśnienia krwi	869	87.60%	85.30%	89.50%	3.3	3.0	3.7	798	78.40%	75.90%	80.80%
Ocena poziomu glukozy	839	86.50%	84.20%	88.50%	9.9	9.5	10.3	699	68.80%	65.70%	71.80%
Cytologia szyjki macicy i pochwy	404	83.90%	80.70%	86.60%	14.4	13.6	15.1	338	65.30%	61.00%	69.40%
Ultrasonografia ginekologiczna	388	81.40%	77.90%	84.50%	13.5	13.1	14.0	310	61.10%	56.70%	65.20%
Ultrasonografia piersi	386	77.70%	73.90%	81.10%	14.7	14.0	15.4	315	59.10%	54.10%	64.00%
Mammografia	397	77.40%	73.50%	80.90%	15.4	14.6	16.1	317	60.20%	55.60%	64.70%
Zdjęcie rentgenowskie płuc	665	70.00%	66.70%	73.00%	15.5	14.7	16.3	435	44.00%	40.70%	47.50%
Ocena PSA*	294	67.30%	62.80%	71.50%	14.7	13.1	16.4	170	33.90%	29.80%	38.40%
Ultrasonografia brzucha	615	67.20%	64.10%	70.10%	15.4	14.3	16.6	293	29.00%	26.10%	32.10%
FOBT**	557	65.30%	62.10%	68.40%	13.7	12.8	14.6	163	16.70%	14.20%	19.40%
USG Prostaty	274	61.50%	56.90%	65.80%	16.1	14.5	17.8	142	28.50%	24.60%	32.80%
Ultrasonografia tarczycy	385	46.40%	42.90%	49.90%	16.3	14.8	17.8	164	17.20%	14.50%	20.30%

*PSA: antygen swoisty dla prostaty; **FOBT: badanie krwi utajonej w kale

Tabela 2.4. Przewaga osób bez czynników ryzyka* uważających proponowane usługi zdrowotne za niezbędne, z optymalną częstotliwością ich świadczenia

Usługi zdrowotne	Tak, uważam, że powinienem poddać się temu testowi medycznemu/aktywności				Jak często?			Tak, korzystam z tego medycznego testu/działania			
			95% CI			95% CI				95% CI	
	n	(%)	Niżej	Górna strona	Czas średni (miesiące)	Niżej	Górna strona	n	(%)	Niżej	Górna strona
Ocena poziomu cholesterolu	194	89.90%	85.30%	93.20%	11.67	10.95	12.39	165	72.90%	66.30%	78.60%
Ocena ciśnienia krwi	221	85.10%	80.10%	89.00%	4.58	3.75	5.41	201	74.60%	68.90%	79.50%
Ocena poziomu glukozy	147	76.30%	69.30%	82.10%	10.08	9.06	11.11	110	55.30%	47.90%	62.40%
Cytologia szyjki macicy i pochwy	385	84.20%	81.00%	87.00%	14.41	13.63	15.2	321	65.50%	61.00%	69.60%
Ultrasonografia ginekologiczna	310	80.60%	76.50%	84.20%	13.58	13.08	14.09	247	60.00%	55.20%	64.70%
Ultrasonografia piersi	322	77.00%	72.80%	80.70%	14.89	14.08	15.7	265	59.30%	53.70%	64.60%
Mammografia	331	76.60%	72.30%	80.30%	15.39	14.49	16.28	261	58.80%	53.70%	63.70%
Zdjęcie rentgenowskie płuc	549	67.80%	64.30%	71.20%	15.55	14.61	16.49	343	40.90%	37.20%	44.60%
Ocena PSA**	281	66.90%	62.30%	71.30%	14.96	13.25	16.67	160	33.00%	28.80%	37.40%
Ultrasonografia brzucha	587	67.30%	64.20%	70.30%	15.23	14.09	16.38	280	29.20%	26.30%	32.40%
FOBT***	514	66.90%	63.50%	70.10%	13.76	12.77	14.75	153	17.10%	14.50%	20.10%
USG Prostaty	263	61.30%	56.60%	65.80%	16.3	14.61	17.99	134	27.80%	23.90%	32.00%
Ultrasonografia tarczycy	379	46.50%	43.00%	50.00%	16.24	14.69	17.78	159	17.00%	14.30%	20.10%

Do** oceny poziomu cholesterolu wykluczono chorych z wysokim poziomem cholesterolu, cukrzycą, problemami z sercem, rodzinnymi problemami z sercem, nawykami palenia tytoniu, nadciśnieniem lub otyłością (BMI ≥30). Do oceny ciśnienia tętniczego krwi wykluczono pacjentów z cukrzycą, problemami z sercem, rodzinnymi problemami z sercem, nawykami palenia tytoniu, nadciśnieniem tętniczym lub otyłością (BMI ≥30). Do oceny pacjentów z glukozą, nadwagą (BMI ≥25) lub otyłością oraz pacjentów z cukrzycą, nadciśnieniem tętniczym, rodzinną historią cukrzycy lub wysokim cholesterolem wykluczono. W przypadku cytologii szyjki macicy wykluczono pacjentki z osobistym lub rodzinnym wywiadem dotyczącym raka szyjki macicy lub po prostu "macicy". W badaniu ultrasonograficznym ginekologicznym wykluczono pacjentki z osobistym lub rodzinnym wywiadem dotyczącym raka jajnika, piersi, macicy lub sromu. Do badania ultrasonograficznego i mammograficznego piersi wykluczono pacjentki z osobistym lub rodzinnym wywiadem w kierunku raka piersi lub jajnika. W przypadku zdjęć rentgenowskich płuc wykluczono pacjentów z osobistym lub rodzinnym wywiadem w kierunku raka płuc. Do oceny PSA** i USG gruczołu krokowego wykluczono pacjentów z osobistym lub rodzinnym wywiadem w kierunku raka gruczołu krokowego. W przypadku okultystycznego badania krwi w kale (FOBT) wykluczono pacjentów z osobistym lub rodzinnym wywiadem w kierunku raka jelita grubego lub odbytnicy. Do badania USG jamy brzusznej wykluczono pacjentów z osobistym lub rodzinnym wywiadem w kierunku raka wątroby lub trzustki. Do badań USG tarczycy wykluczono pacjentów z osobistym lub rodzinnym wywiadem w kierunku raka tarczycy.

**PSA: antygen swoisty dla prostaty; ***FOBT: badanie krwi utajonej w kale

Tabela 2.5. Stwierdzenie, które najlepiej opisuje sytuację respondenta poddanego badaniom medycznym

	Szacunek	95% Interwał zaufania		Nieważone
		Niżej	Górna strona	Hrabia
Poddajesz się badaniom lekarskim z własnej inicjatywy (prosisz swojego lekarza o ich przepisanie)	37.7%	34.5%	41.1%	369
Poddajesz się badaniom lekarskim z inicjatywy lekarza (lekarz zaleca poddanie się badaniom)	30.3%	27.5%	33.2%	311
Poddajesz się badaniom medycznym za obopólnym porozumieniem między Tobą a Twoim lekarzem	28.2%	25.3%	31.3%	282
Nie poddajesz się badaniom medycznym	3.8%	2.8%	5.0%	38

Rozdział 3 Badanie przekrojowe dotyczące profilaktycznych świadczeń zdrowotnych realizowanych przez lekarzy rodzinnych w Portugalii w oparciu o dwa scenariusze kliniczne

3. Badanie przekrojowe dotyczące profilaktycznych świadczeń zdrowotnych realizowanych przez lekarzy rodzinnych w Portugalii w oparciu o dwa scenariusze kliniczne

Wprowadzenie

Istnieją obawy związane z wdrażaniem usług profilaktycznych o udowodnionej skuteczności w podstawowej opiece zdrowotnej, ale istnieją również obawy związane z nadmiernym korzystaniem z usług profilaktycznych i szkodami, jakie mogą z tego wynikać. Badanie to koncentruje się na stosowaniu usług profilaktycznych przez lekarzy rodzinnych w Portugalii.

Z historycznego punktu widzenia rozwój medycyny prewencyjnej i stosowanie profilaktycznych świadczeń zdrowotnych ma ścisły związek z genezą "okresowych badań lekarskich". Okresowe badanie lekarskie to ocena stanu zdrowia przeprowadzana we wcześniej ustalonych odstępach czasu, na przykład co roku, zazwyczaj na podstawie protokołu z zestawem uporządkowanych pytań i zestawem wcześniej ustalonych badań laboratoryjnych.[1] Jedno z pierwszych zaleceń dotyczących przeprowadzania okresowych badań lekarskich pochodzi z 1922 roku, kiedy to Amerykańskie Towarzystwo Lekarskie zaproponowało coroczne badanie lekarskie dla wszystkich dorosłych, które obejmowało baterię badań laboratoryjnych.XX wieku Frame i Carlson przeprowadzili krytyczny przegląd skuteczności profilaktycznych świadczeń zdrowotnych stosowanych rutynowo w okresowych badaniach lekarskich i zasugerowali, że dobór profilaktycznych świadczeń zdrowotnych powinien być dokonywany zgodnie z ich skutecznością i specjalnie dostosowany do wieku i płci każdego pacjenta.2,3] Ta krytyczna analiza przyczyniła się do debaty na temat skuteczności niektórych badań, które były powszechnie stosowane w celach profilaktycznych[4] W tym kontekście w 1976 roku utworzono kanadyjską grupę zadaniową ds. okresowych badań zdrowotnych, obecnie nazywaną Canadian Task Force on Preventive Health Care, w celu oceny dowodów naukowych i sformułowania zaleceń dotyczących profilaktycznych świadczeń zdrowotnych, które powinny być wdrażane w okresowych badaniach zdrowotnych przeprowadzanych u osób dorosłych bezobjawowych.5] Mając podobne cele, w 1984 r. pojawiła się amerykańska grupa zadaniowa służb prewencyjnych (USPSTF). 6] Pojawienie się tych dwóch grup zadaniowych zbiegło się w czasie z pojawieniem się medycyny opartej na dowodach, co pozwoliło na wprowadzenie nowych metod przeglądu bibliograficznego. Te nowe metody pozwoliły na publikację zaleceń dotyczących interwencji profilaktycznych według skali opartej na poziomach dowodów naukowych i stopniach zaleceń.[7-9] Od tego czasu zalecenia te były aktualizowane, przyjmowane i dostosowywane przez różne grupy robocze.[10,11] W ten sposób klinicyści uzyskali zestaw praktycznych narzędzi, które w oparciu o najlepsze dowody naukowe mogą nimi kierować przy wyborze interwencji profilaktycznych, które mają być proponowane pacjentom, co może stanowić istotny postęp w jakości funkcjonowania medycyny profilaktycznej.

Jednakże, jako medycyna oparta na dowodach naukowych, wdrażanie zaleceń dotyczących interwencji profilaktycznych zawsze wiąże się z właściwą integracją trzech kluczowych elementów: dowodów wynikających z najlepszych badań naukowych, wiedzy klinicznej oraz osobistych wartości chorego.[12] Integracja ta nie jest liniowa i zależy od wielu czynników, które mogą przyczyniać się do niejednorodności w sposobie stosowania interwencji profilaktycznych. Opisano kilka barier w realizacji interwencji profilaktycznych: brak czasu, nadmiar zadań, brak rekompensaty finansowej, niejednorodność zaleceń, zmniejszone przestrzeganie zaleceń przez pacjentów oraz poczucie braku samodzielności klinicystów[13-17].

Kilka badań wskazuje na to, że pracownicy służby zdrowia, pomimo zaktualizowanych, opartych na dowodach zaleceń, nadal wdrażają interwencje, których skuteczności nie udowodniono. W badaniu przekrojowym przeprowadzonym w Stanach Zjednoczonych, w którym przeanalizowano dane z 6 lat rutynowych wizyt w gabinetach profilaktycznych badań zdrowotnych, stwierdzono, że w 43% konsultacji zamówiono co najmniej jeden test niezalecany[18]. Inne badanie, obejmujące 2082 lekarzy rodzinnych i przeprowadzone w kilku krajach europejskich, wykazało wyraźną rozbieżność między praktyką kliniczną a zaleceniami opartymi na dowodach: 40,8% lekarzy zgłosiło, że zazwyczaj zleca zdjęcia rentgenowskie do badań przesiewowych w kierunku raka płuca u dorosłych bezobjawowych, podczas gdy tylko 18,9% lekarzy odpowiednio zleca badania przesiewowe w kierunku raka jelita grubego[13].

Rozwój technologiczny w drugiej połowie ^{XX} wieku, zwłaszcza w dziedzinie badań diagnostycznych, przyczynił się do wzrostu liczby interwencji o rzekomej prewencyjnej intencji dostępnej dla pracowników służby zdrowia i społeczeństwa. Niektóre z tych interwencji wiążą się z wysokimi kosztami i mogą w znacznym stopniu przyczyniać się do trudności związanych z utrzymaniem systemów opieki zdrowotnej.[18-20] W ostatnich latach coraz więcej wskazuje na to, że mogą wystąpić znaczne szkody dla pacjentów z powodu niewłaściwie przeprowadzonych interwencji profilaktycznych, co może prowadzić do przedawkowania.[21-24] W tym kontekście ważne jest, aby wiedzieć, w jaki sposób lekarze podstawowej opieki zdrowotnej świadczą profilaktyczne usługi zdrowotne.

W Portugalii mamy obecnie dostęp do danych zebranych przez służby krajowe, dotyczących niektórych interwencji zapobiegawczych prowadzonych w ramach systemów wynagrodzeń za wyniki. Wstępne wyniki wydają się być obiecujące. [25]

Celem tego badania jest ocena, czy portugalscy lekarze rodzinni wykonują profilaktyczne usługi zdrowotne zgodnie z dowodami naukowymi, w oparciu o zalecenia USPSTF.

Metody

Projekt studyjny

Badanie przekrojowe zostało przeprowadzone na reprezentatywnej próbie portugalskich lekarzy rodzinnych, z wykorzystaniem komputerowych wywiadów telefonicznych do zbierania danych.

Ustawienie

Zdefiniowaną populacją docelową była populacja portugalskich lekarzy rodzinnych pracujących w Krajowej Służbie Zdrowia. Dane zbierane były w okresie od 1 kwietnia 2012 r. do 12 października 2012 r.

Kryteria wyboru

Wszyscy lekarze pracujący jako lekarze rodzinni w jednostkach podstawowej opieki zdrowotnej Państwowej Służby Zdrowia byli uprawnieni. Nie istniały żadne kryteria wykluczenia.

Metody pobierania próbek do badań i ich wielkość

W celu uzyskania reprezentatywnej próby portugalskich lekarzy rodzinnych, ze względu na brak oficjalnej bazy danych lekarzy rodzinnych pracujących w Narodowej Służbie Zdrowia, wykorzystano warstwowy projekt klastrowego pobierania próbek. Portugalska Krajowa Służba Zdrowia jest administracyjnie podzielona na pięć regionalnych administracji służby zdrowia. Rozpatrzyliśmy każdą regionalną administrację zdrowotną jako warstwę i losowo wybraliśmy część jednostek podstawowej opieki zdrowotnej dla każdej administracji regionalnej. Każdy

Zakład Podstawowej Opieki Zdrowotnej był klastrem i losowo wybieraliśmy jedną trzecią lekarzy rodzinnych pracujących w każdym z nich.

Według danych portugalskiego Narodowego Instytutu Statystycznego w 2010 roku w Narodowej Służbie Zdrowia pracowało 5273 lekarzy rodzinnych[26] Na liście Oddziałów Podstawowej Opieki Zdrowotnej prowadzonej przez Ministerstwo Zdrowia znajdowały się 902 jednostki (średnio 5,85 lekarza rodzinnego na jednostkę).

W celu określenia wielkości próbki zastosowano zalecany protokół dla tego typu projektów próbkowania,[26] zgodnie z poniższymi krokami:

1 - Ustawienie pożądanej precyzji szacunków.

2 - Ustawienie liczby lekarzy rodzinnych (jednostek do pobierania próbek wtórnych) do wyboru w każdej jednostce podstawowej opieki zdrowotnej (jednostki do pobierania próbek pierwotnych lub "klastry").

3 - Ustawienie liczby Jednostek Podstawowej Opieki Zdrowotnej, które mają być wybrane dla danej próbki (jednostki do pobierania próbek podstawowych lub "klastry").

Jeśli chodzi o wymaganą precyzję w szacowaniu proporcji, zdecydowaliśmy, że wymagany margines błędu (połowa szerokości 95 % przedziału ufności) powinien wynosić maksymalnie 7,5 %.

Przy określaniu liczby lekarzy rodzinnych wybieranych do każdego oddziału podstawowej opieki zdrowotnej brano pod uwagę minimalizację wariancji pożądanych szacunków dla danego kosztu stałego procedur pobierania próbek[27] Zdecydowaliśmy się na wybór średnio dwóch lekarzy rodzinnych w każdym oddziale podstawowej opieki zdrowotnej, co odpowiada blisko jednej trzeciej lekarzy rodzinnych w każdym oddziale podstawowej opieki zdrowotnej.

Wreszcie, aby określić liczbę Jednostek Podstawowej Opieki Zdrowotnej, które zostaną wybrane do próby, zastosowaliśmy metodę przybliżoną opartą na oszacowaniu efektu projektowego.[27] Zgodnie z naszymi obliczeniami, liczebność naszej próby powinna wynosić od 174 do 301 lekarzy rodzinnych. Biorąc pod uwagę pewne ograniczenia finansowe, ostateczna liczebność próby zdefiniowana dla tego badania wynosiła 180 lekarzy rodzinnych rozmieszczonych w 90 Jednostkach Podstawowej Opieki Zdrowotnej, wybranych proporcjonalnie i losowo dla każdej z Regionalnych Jednostek Opieki Zdrowotnej, jak pokazano w Tabeli 3.1.

Kontrola jakości

Ankieterzy posiadali duże doświadczenie w przeprowadzaniu wywiadów telefonicznych z wykorzystaniem komputera oraz byli odpowiednio przeszkoleni i przygotowani do stosowania kwestionariusza badania. Przeprowadzono test pilotażowy, aby ocenić czas potrzebny do wypełnienia kwestionariusza oraz ocenić kwestie językowe i rozumienia kwestionariusza. Nadzór nad wszystkimi wywiadami sprawował inspektor ds. gromadzenia danych. Dodatkowo, przynajmniej koordynator badania nadzorował losowo 20% wywiadów.

Instrumenty i metody gromadzenia danych

W celu osiągnięcia jak najlepszego wskaźnika odpowiedzi i uniknięcia uprzedzeń związanych z selekcją, pisaliśmy pocztą elektroniczną do wszystkich lekarzy rodzinnych pracujących w wybranych placówkach podstawowej opieki zdrowotnej z informacjami na temat badania, uprawnieniami etycznymi i administracyjnymi oraz informacjami o ewentualnym przyszłym kontakcie telefonicznym. W tym samym czasie wysyłaliśmy e-maile do portugalskich grup wysyłkowych lekarzy rodzinnych, informując ich o tym badaniu.

Pierwszy kontakt telefoniczny został nawiązany z lekarzami rodzinnymi wybranymi na każdym Oddziale Podstawowej Opieki Zdrowotnej z prośbą o wyrażenie zgody oraz o podanie preferowanych dni i godzin na przeprowadzenie wywiadu. Ponieważ kontakt odbywał się telefonicznie, uzyskano jedyn e ustną zgodę. Gromadzenie danych odbywało się w okresie od 29 marca 2012 r. do 12 października 2012 r., przy wykorzystaniu komputerowych wywiadów telefonicznych. Zastosowano ustrukturyzowany kwestionariusz zawierający trzy sekcje: (1) część wprowadzająca, przedstawiająca cele badania i formularz zgody, (2) instrument badawczy oraz (3) dane społeczno-demograficzne, w tym wiek, płeć, miejsce wykonywania zawodu (miasto lub wieś, zgodnie z definicją uczestnika) oraz kwalifikacje zawodowe.

W części badawczej uczestnicy zostali poproszeni o udzielenie odpowiedzi na trzy pytania dotyczące dwóch scenariuszy klinicznych. Lekarze rodzinni zostali poproszeni o wzięcie pod uwagę 52-letniego pacjenta płci męskiej podczas pierwszej konsultacji w celu przeprowadzenia rutynowej kontroli stanu zdrowia. Pacjent nie był wcześniej poddany żadnym badaniom lekarskim i nie miał wywiadu osobistego ani rodzinnego na temat poważnej choroby lub innych czynników ryzyka.

Trzy zadane pytania były następujące:

a) Czy w oparciu o dowody naukowe i aktualne zalecenia uważa Pan(i), że powinien(a) Pan(i) przeprowadzić następujące interwencje medyczne u tego pacjenta?

b) Czy w swojej praktyce klinicznej zazwyczaj wykonuje Pan/Pani te interwencje u pacjentów o takiej samej charakterystyce jak pacjent przedstawiony w tym scenariuszu klinicznym?

c) Jeśli tak, to jak często wykonuje się tę interwencję, zakładając, że poprzednie wyniki są normalne?

Pytanie c) zostało postawione tylko wtedy, gdy odpowiedź na pytanie b) brzmiała "tak".

Te trzy pytania odnosiły się do następujących interwencji: cholesterol w surowicy, pomiar ciśnienia krwi, stężenie glukozy na czczo w badaniach przesiewowych w kierunku cukrzycy, badanie krwi utajonej w kale, antygen swoisty dla prostaty (PSA), cyfrowe badanie odbytu, prześwietlenie klatki piersiowej oraz ocena stanu uodpornienia na tężec. Dodatkowo pytania a) i b) odnosiły się również do następujących interwencji: pytania o nawyki związane z paleniem tytoniu, porady dla osób palących, pytania o spożycie alkoholu, porady dotyczące ograniczenia spożycia alkoholu do osób o ryzykownych zachowaniach związanych z piciem, obliczanie wskaźnika masy ciała, porady dla pacjentów otyłych lub z nadwagą w celu schudnięcia, pytania o aktywność fizyczną, a także porady dla pacjentów siedzących w celu regularnego wykonywania ćwiczeń.

W drugim scenariuszu klinicznym lekarze rodzinni zostali poproszeni o rozważenie podobnej sytuacji z 52-letnią pacjentką, podczas pierwszej konsultacji w celu przeprowadzenia rutynowej kontroli stanu zdrowia. Pacjent nie miał wcześniej przeprowadzonych badań lekarskich i nie miał wywiadu osobistego ani rodzinnego na temat poważnej choroby lub innych czynników ryzyka. Te trzy pytania były identyczne jak w pierwszym scenariuszu klinicznym, ale interwencje medyczne były nieco inne. Pytania a), b) i c) odnoszą się do następujących interwencji: cholesterol w surowicy, pomiar ciśnienia krwi, stężenie glukozy na czczo w badaniach przesiewowych w kierunku cukrzycy, badanie krwi utajonej w kale, mammografia, kliniczne badanie piersi, cytologia szyjki macicy oraz pytania dotyczące stanu uodpornienia na tężec. Dodatkowo pytania a) i b) odnosiły się również do następujących interwencji: pytania o nawyki związane z paleniem tytoniu, porady dla osób palących, pytania o spożycie alkoholu, porady dotyczące ograniczenia spożycia alkoholu do osób o ryzykownych zachowaniach związanych z piciem, obliczanie wskaźnika masy ciała, porady dla pacjentów otyłych lub z nadwagą w celu schudnięcia, pytania o aktywność fizyczną oraz porady dla pacjentów siedzących w celu regularnego wykonywania ćwiczeń.

Ta główna część badawcza kwestionariusza była autoryzowaną adaptacją poprzedniego kwestionariusza stosowanego u europejskich lekarzy ogólnych[13].

Analiza statystyczna

Analiza statystyczna została przeprowadzona z wykorzystaniem Pakietu Statystycznego dla Nauk Społecznych w wersji 21.0 dla Windows (SPSS®). Statystyki opisowe przedstawiane są jako częstotliwości bezwzględne i względne oraz jako wartości średnie i maksymalne/minimalne dla okresowości stosowania świadczeń zdrowotnych w miesiącach. Dla każdej badanej interwencji profilaktycznej porównywaliśmy opinie lekarzy na temat jej stosowania i faktycznego wykorzystania, stosując test McNemara. Porównaliśmy również odsetek lekarzy rodzinnych, którzy uważają, że powinni wykonywać każdą interwencję między lekarzami płci męskiej i żeńskiej, między lekarzami miejskimi i wiejskimi oraz między lekarzami starszymi i młodszymi niż 50 lat, stosując testy chi-squared. Biorąc pod uwagę zalecenia USPSTF, w tym okresowość interwencji, dla każdego lekarza rodzinnego obliczono punktację od 0 do 100, gdzie 0 odpowiada braku zgodności z którymkolwiek z zaleceń USPSTF, a 100 odpowiada całkowitej zgodności. Przykładowo, jeśli lekarz odpowiedział prawidłowo na 14 z 16 zaproponowanych działań profilaktycznych, otrzymał ocenę (14/16*100) 87,5. Porównujemy ten wynik między lekarzami płci żeńskiej i męskiej, między lekarzami miejskimi i wiejskimi oraz między lekarzami starszymi i młodszymi niż 50 lat, wykorzystując niezależną próbę t-test. Do oceny niezależnych czynników związanych z chorobami występującymi u lekarzy zastosowano wielowymiarowy model regresji logistycznej, rozważając, czy powinni oni wykonywać każdą interwencję profilaktyczną w zakresie zdrowia. Ilekroć stosowano testowanie hipotez statystycznych, brano pod uwagę poziom istotności wynoszący 5%.

Względy etyczne

Badanie to zostało zatwierdzone przez portugalską Komisję ds. Etyki Administracji Zdrowia Regionu Północnego. Wszyscy uczestnicy udzielili ustnej, świadomej zgody na początku rozmowy telefonicznej. Komisja etyczna zgodziła się, że rezygnujemy z pisemnego dokumentu zgody, ponieważ wywiady były prowadzone telefonicznie, bez fizycznej obecności uczestników. Uczestnicy zostali poinformowani o szacowanym czasie trwania rozmowy, zapewniono poufność oraz podkreślono dobrowolny charakter ich udziału. Uczestnicy zostali poinformowani, że w każdej chwili mogą przerwać swój udział w rozmowie. Wywiady nie były nagrywane, a uczestnicy nie otrzymali żadnego wynagrodzenia. W celu ujednolicenia procesu uzyskiwania świadomej zgody, ankieterzy zostali przeszkoleni w zakresie czytania tekstu formularza świadomej zgody. Ta procedura uzyskania zgody została zatwierdzona przez Komisję Etyki Zdrowotnej Północnego Regionu Administracyjnego ds.

Wyniki

Z łącznej liczby 255 losowo wybranych lekarzy rodzinnych zaproszonych do udziału w badaniu 244 zgodziło się na udział w badaniu, przy wskaźniku odpowiedzi na poziomie 95,7%. Pracowali w 90 różnych jednostkach podstawowej opieki zdrowotnej w Portugalii. Średni czas trwania rozmowy wynosił 15 minut. Większość uczestników miała od 30 do 59 lat, 149 kobiet i 95 mężczyzn. W tabeli 3.2. przedstawiamy opis demograficzny badanej próby.

W męskim scenariuszu klinicznym (tabela 3.3), prawie wszyscy (98-100%) lekarzy rodzinnych uznali, że powinni wykonywać następujące zabiegi profilaktyczne: cholesterol w surowicy, pomiar ciśnienia krwi, test glukozy na czczo, pytania o stan uodpornienia na tężec, pytania o nawyki związane z paleniem tytoniu, porady dla palaczy dotyczące rzucenia palenia, pytania o spożycie alkoholu, porady dotyczące ograniczenia spożycia alkoholu do osób o ryzykownych zachowaniach związanych z piciem, obliczanie wskaźnika masy ciała, porady dla pacjentów otyłych lub z nadwagą dotyczące utraty wagi, pytania o aktywność fizyczną oraz porady dla pacjentów siedzących dotyczące regularnych ćwiczeń fizycznych. Mniej lekarzy rodzinnych uważało, że powinni wykonywać kałowe badania krwi okluzyjnej (84% lekarzy), ocenę PSA (63%), a także cyfrowe badanie odbytu (66%). Tylko 32% lekarzy rodzinnych uznało, że powinni wykonać zdjęcie RTG klatki piersiowej jako zabieg przesiewowy u zdrowego pacjenta.

Istniała statystycznie istotna różnica między tym, co według lekarzy rodzinnych powinno być wykonywane, a tym, co według nich wykonuje się regularnie w praktyce klinicznej w przypadku dwóch interwencji: cyfrowego badania odbytu i oceny stanu uodpornienia na tężec (tabela 3.3). Nie zaobserwowano istotnej statystycznie różnicy między kobietami lekarzami rodzinnymi a mężczyznami lekarzami rodzinnymi (tabela 3.3). Porównując miejskich lekarzy rodzinnych z wiejskimi lekarzami rodzinnymi, zaobserwowaliśmy istotną statystycznie różnicę w dwóch interwencjach: badaniu RTG klatki piersiowej i ocenie stanu uodpornienia na tężec (tab. 3.3). Porównując lekarzy rodzinnych poniżej 50. roku życia z lekarzami rodzinnymi powyżej 50. roku życia, stwierdziliśmy istotną statystycznie różnicę w trzech interwencjach: ocenie PSA, cyfrowym badaniu odbytu i badaniu RTG klatki piersiowej (tab. 3.3).

W modelu wielowymiarowym tylko wiek powyżej 50 lat (OR=2,642, 95% Interwał ufności = [1,357,5,144]) i środowisko pracy wiejskiej (OR=2,120, 95% Interwał ufności = [1,197,3,756]) były niezależnymi czynnikami związanymi z większą częstością występowania lekarzy, którzy uważali, że powinni wykonać zdjęcie RTG klatki piersiowej.

W przypadku kobiecego scenariusza klinicznego prawie wszyscy lekarze rodzinni (98-100%) uznali, że powinni wykonywać następujące działania profilaktyczne: cholesterol w surowicy, pomiar ciśnienia krwi, badanie glukozy na czczo, mammografia, cytologia szyjki macicy, weryfikacja stanu uodpornienia na tężec, pytania o nawyki związane z paleniem tytoniu, porady dla palaczy dotyczące rzucenia palenia, pytania dotyczące spożywania alkoholu, porady dotyczące zmniejszenia spożycia alkoholu przez osoby o ryzykownych zachowaniach związanych z piciem, obliczanie wskaźnika masy ciała, porady dla pacjentów otyłych lub z nadwagą dotyczące utraty wagi, pytania dotyczące aktywności fizycznej oraz porady dla pacjentów siedzących dotyczące regularnego wysiłku fizycznego. Mniejsza liczba lekarzy uważała, że powinna wykonać kliniczne badanie piersi (96%) oraz badanie krwi utajonej w kale (83%). Tylko 34% lekarzy rodzinnych uważało, że powinni wykonać zdjęcie RTG klatki piersiowej.

W scenariuszu kobiecym znaleźliśmy statystycznie istotną różnicę między tym, co lekarze rodzinni mówili, że powinni wykonywać i co mówili, że wykonują regularnie w praktyce klinicznej dla trzech interwencji: kliniczne badanie piersi, RTG klatki piersiowej i ocena stanu uodpornienia na tężec. Więcej lekarzy odpowiedziało, że powinni wykonywać te interwencje niż liczba lekarzy, którzy powiedzieli, że wykonują je regularnie (tabela 3.4). Porównując lekarzy rodzinnych płci żeńskiej z lekarzami rodzinnymi płci męskiej, lekarzy rodzinnych płci miejskiej z lekarzami rodzinnymi płci wiejskiej oraz lekarzy rodzinnych płci męskiej, którzy nie ukończyli 50. roku życia z lekarzami rodzinnymi płci męskiej, stwierdziliśmy statystycznie istotną różnicę tylko w przypadku jednego zabiegu: RTG klatki piersiowej (tab. 3.4).

W modelu wielowymiarowym tylko wiek powyżej 50 lat (OR=2,973, 95%CI=[1,512,5,707]) i środowisko pracy wiejskiej (OR=2,126, 95%CI=[1,202,3,762]) były niezależnymi czynnikami związanymi z większą częstością występowania lekarzy, którzy uważali, że powinni wykonać zdjęcie RTG klatki piersiowej.

Jeśli chodzi o częstość interwencji profilaktycznych w męskim scenariuszu klinicznym (tab. 3.5), ponad 90% respondentów odpowiedziało, że okresowo wykonuje badania cholesterolu, pomiar ciśnienia tętniczego krwi, badanie glukozy na czczo, ocenę PSA i cyfrowe badania odbytu, z medianą 12-miesięcznego odstępu. Wśród lekarzy rodzinnych, którzy powiedzieli, że wykonują zdjęcia rentgenowskie klatki piersiowej, 42% odpowiedziało, że wykonują ten zabieg okresowo, z medianą 24-miesięcznego odstępu (minimum: 12 miesięcy; maksimum: 60 miesięcy). W scenariuszu klinicznym dla kobiet wyniki są dość podobne do tych uzyskiwanych w scenariuszu dla mężczyzn w przypadku interwencji niezwiązanych z płcią. Wśród lekarzy rodzinnych, którzy stwierdzili, że wykonują mammografię, kliniczne badanie piersi i cytologię szyjki macicy, 99-100% odpowiedziało, że badania te wykonują okresowo, z medianą 24-miesięcznego odstępu dla mammografii i 12-miesięcznego odstępu dla klinicznych badań piersi i cytologii szyjki macicy.

Większość lekarzy rodzinnych (98-100%) odpowiedziała zgodnie z zaleceniami USPSTF na większość zaproponowanych interwencji (tabela 3.6), wyłączając te, na które USPSTF uważa, że nie ma wystarczających dowodów (tabela 3.7). W męskim scenariuszu klinicznym znajdujemy najmniejszą zgodność w ocenie PSA. Tylko 37% lekarzy rodzinnych odpowiedziało zgodnie z zaleceniem USPSTF. W kobiecym scenariuszu klinicznym znaleźliśmy najniższą zgodność dla badania cholesterolu. Tylko 2% lekarzy rodzinnych odpowiedziało zgodnie z zaleceniem USPSTF, które zaleca badanie przesiewowe kobiet w wieku 45 lat i starszych w kierunku zaburzeń lipidowych tylko wtedy, gdy mają one zwiększone ryzyko choroby wieńcowej serca. Analiza odpowiedzi pod kątem okresowości interwencji wskazuje na mniejszą zgodność z zaleceniami USPSTF. Największe różnice zaobserwowano w przypadku cholesterolu w scenariuszu klinicznym u mężczyzn oraz w cytologii szyjki macicy, a w przypadku kobiet w badaniu krwi utajonej w kale.

Biorąc pod uwagę męski scenariusz kliniczny i zalecenia USPSTF, w tym okresowość interwencji, możliwe było obliczenie dla każdego lekarza rodzinnego wyniku od 0 do 100, gdzie 0 odpowiada braku zgodności z którymkolwiek z zaleceń USPSTF, a 100 odpowiada całkowitej zgodności. Średni wynik wyniósł 74 (odchylenie standardowe (SD)=9; zakres: 50-100). W badanej próbie 28% miało wynik pomiędzy 80 a 100, 65% lekarzy rodzinnych miało wynik pomiędzy 60 a 79, a 7% lekarzy rodzinnych miało wynik pomiędzy 50 a 59. Nie stwierdzono istotnych różnic między wynikami kobiet i mężczyzn (średnia 74 vs 73; p=0,355), ani między lekarzami rodzinnymi pracującymi w środowisku miejskim i rodzinnym na wsi (średnia 74 vs 73; p=0,149). Lekarze rodzinni poniżej 50. roku życia mieli istotnie wyższe wyniki niż lekarze starsi (średnia 77 vs 72; p<0,001).

W scenariuszu klinicznym dla kobiet średni wynik wynosił 75 (SD=9; zakres: 42-92). W badanej próbie 30% lekarzy miało wynik pomiędzy 80 a 100, 60% lekarzy rodzinnych miało wynik pomiędzy 60 a 79, a 10% lekarzy rodzinnych miało wynik pomiędzy 42 a 59. Nie stwierdzono istotnych różnic między punktacją lekarzy rodzinnych kobiet i mężczyzn (średnia 75 vs. 74; p=0,397), ani między punktacją lekarzy rodzinnych młodszych niż 50 lat i tych 50 i starszych (średnia 75 vs. 74; p=0,307). Lekarze rodzinni pracujący w środowisku miejskim mieli istotnie wyższe wyniki niż wiejskie lekarze rodzinni (średnia 75 vs. 73; p=0,034).

Dyskusja

Portugalscy lekarze rodzinni mają wysoką zgodność z zaleceniami USPSTF w zakresie stosowania profilaktycznych usług zdrowotnych. W przypadku scenariusza klinicznego dla mężczyzn i scenariusza klinicznego dla kobiet, odpowiednio 93% i 90% portugalskich lekarzy rodzinnych miało wynik zgodny wyższy niż 60. Innym odkryciem tego badania jest spójność pomiędzy tym, co lekarze rodzinni mówią, że powinni robić, a tym, co rzeczywiście robią.

Wydaje się jednak, że w praktyce klinicznej jest miejsce na poprawę. Pomimo wysokiej zgodności z zaleceniami USPTF, wyniki zgodności maleją, jeśli weźmiemy pod uwagę częstotliwość interwencji profilaktycznych o określonej okresowości.

Jeśli chodzi o badanie poziomu cholesterolu, zalecenie USPSTF jest inne dla pacjentów płci męskiej i żeńskiej. Portugalscy lekarze rodzinni nie różnią się w wykonywaniu tego testu ze względu na płeć pacjenta, co skutkuje jedynie 2% zgodności z zaleceniami USPSTF w kobiecym scenariuszu klinicznym.

Badania przesiewowe w kierunku raka gruczołu krokowego z wykorzystaniem oceny PSA i cyfrowego badania odbytnicy to dwa inne tematy, które mogą być ulepszone w praktyce klinicznej. Ponad 60% lekarzy rodzinnych w tej próbie odpowiedziało, że powinni wykonywać te zabiegi. Wyniki te są znacznie wyższe wśród lekarzy rodzinnych powyżej 50 roku życia, co może sugerować pewną inercję w zmianie rutyny. Kolejnym tematem, który należy poprawić, jest wykorzystanie zdjęć rentgenowskich klatki piersiowej do badań przesiewowych, ponieważ prawie jedna trzecia lekarzy rodzinnych uważała, że powinna o to poprosić w obu scenariuszach klinicznych i zgłosić, że wykorzystuje je w praktyce. Jest on znacznie wyższy wśród lekarzy rodzinnych po 50. roku życia oraz wśród lekarzy pracujących na obszarach wiejskich. Wysoka częstość występowania gruźlicy płuc w Portugalii i dawna praktyka zamawiania zdjęć rentgenowskich klatki piersiowej jako badania przesiewowego w kierunku tej choroby mogą tłumaczyć ten wynik. Kliniczne badanie piersi jest kolejną kwestią, którą należy rozważyć. W świetle faktu, że interwencja ta jest oceniana przez USPSTF jako rekomendacja I stopnia, co oznacza, że obecne dowody są niewystarczające do oceny stosunku ryzyka do korzyści, odnotowuje się dużą częstość występowania lekarzy rodzinnych, którzy twierdzą, że powinni wykonać ten zabieg i faktycznie go wykonać (ponad 90%).

Jeśli chodzi o kliniczne badanie piersi, niewiele jest dowodów na rutynową ocenę stężenia glukozy we krwi na czczo u pacjentek niskiego ryzyka. Jednakże, gdy ciśnienie krwi jest wyższe niż 135/80, ma ono rekomendację klasy B (patrz tabela 3.7). Chociaż ta interwencja profilaktyczna ma rekomendację klasy I, 98% lekarzy rodzinnych stwierdziło, że powinni ją wykonywać zarówno u kobiet, jak i u mężczyzn. Wynik ten może być interpretowany jako oznaka, że wśród portugalskich lekarzy rodzinnych badania przesiewowe w kierunku cukrzycy są prawdopodobnie nadmierne.

W przypadku tego badania uznaliśmy zalecenia USPSTF za standard, ponieważ opiera się ono na ogólnie dostępnych, opartych na dowodach systematycznych przeglądach, o uznanej jakości metodologicznej i obejmuje szeroki zakres tematów. Portugalia znajduje się w fazie przejściowej w zakresie wytycznych i zaleceń klinicznych. Ministerstwo Zdrowia opublikowało niedawno wytyczne obejmujące niektóre tematy z zakresu medycyny prewencyjnej. Wiele z tych wytycznych znajduje się jednak nadal w fazie publicznej dyskusji i nie są one oparte na systematycznych przeglądach, lecz raczej na opiniach ekspertów. Z tych powodów wybraliśmy zalecenia USPSTF. Wyjątek stanowią zalecenia portugalskiego Ministerstwa Zdrowia dotyczące: badań przesiewowych w kierunku raka piersi metodą mammograficzną co 2 lata dla kobiet w wieku 50-69 lat, badań przesiewowych w kierunku raka jelita grubego metodą kałowego badania krwi utajonej co 1-2 lata dla dorosłych w wieku 50-74 lat oraz badań przesiewowych w kierunku raka szyjki macicy metodą cytologii szyjki macicy dla kobiet w wieku 25-60 lat co 3 lata po dwóch corocznych prawidłowych badaniach.[28] Innym wyjątkiem jest szczepienie przeciw tężcowi, które jest objęte Krajowym Programem Szczepień. Zaleca się stosowanie 10-letniego odstępu czasu dla każdej dawki uzupełniającej.[29] Te zalecenia mogły mieć wpływ na nasze wyniki.

Innym czynnikiem, który mógł mieć wpływ na te wyniki, jest wpływ ostatniej reformy podstawowej opieki zdrowotnej w Portugalii.[30,31] Utworzenie Rodzinnych Jednostek Opieki Zdrowotnej z umowami zawierającymi cele w zakresie opłacalności świadczeń profilaktycznych mogło mieć pozytywny wpływ na realizację świadczeń profilaktycznych.

Niedawno opublikowane dane oceniły wdrożenie niektórych usług profilaktycznych w portugalskiej Narodowej Służbie Zdrowia. Z danych tych wynika, że 68% kobiet w wieku od 50 do 69 lat) wykonało co najmniej jedną mammografię w ciągu ostatnich dwóch lat w rodzinnych jednostkach służby zdrowia z wynagrodzeniem za umowy o pracę. W tych rodzinnych jednostkach służby zdrowia 58% kobiet w wieku od 25 do 64 lat miało wykonaną co najmniej jedną cytologię szyjki macicy w ciągu ostatnich trzech lat, a ponad 98% dwuletnich dzieci ma pełną zgodność z Krajowym Programem Szczepień. Dane te świadczą o zewnętrznej zasadności wyników tego badania w odniesieniu do wysokiego wskaźnika zgodności portugalskich lekarzy rodzinnych z wytycznymi dotyczącymi profilaktyki. [25]

W niedawnym badaniu obliczono liczbę konsultacji potrzebnych w ciągu jednego roku lekarzowi rodzinnemu do wykonania głównych zalecanych świadczeń profilaktycznych oraz do wypełnienia zobowiązań umownych dotyczących wskaźników wydajności. Autorzy rozważali nadzór pediatryczny, obserwację kobiet w ciąży, chorych na cukrzycę i nadciśnienie tętnicze oraz badania przesiewowe w kierunku raka piersi, szyjki macicy i jelita grubego, nadciśnienia tętniczego, dyslipidemii i otyłości. Wyniki wykazały, że do przeprowadzenia tych działań zapobiegawczych potrzebnych byłoby 2848,5 konsultacji rocznie, jeśli byłyby one przeprowadzane oddzielnie, lub 2008 r.9 konsultacji rocznie, jeśli w ramach tych samych konsultacji przeprowadzono by wiele działań. Autorzy doszli do wniosku, że wykonanie działań profilaktycznych i osiągnięcie wskaźników wydajności przez portugalskich lekarzy rodzinnych wymaga znacznej ilości czasu i może ograniczyć dostępność lekarza rodzinnego do opieki nad chorymi. [32] Takie postrzeganie bariery czasowej może wyjaśniać różnice między wysoką zgodnością stwierdzoną w tym badaniu a sytuacją teoretyczną i niższymi wartościami obserwowanymi w rzeczywistości codziennej praktyki. Badanie Pinto i in. dostarcza niezbitych dowodów na to, że obecne zapotrzebowanie na działania profilaktyczne w podstawowej opiece zdrowotnej jest nadmierne.

Porównując nasze wyniki z podobnymi badaniami europejskich lekarzy rodzinnych[13], stwierdziliśmy większą zgodność z zaleceniami portugalskich lekarzy rodzinnych dotyczącymi tego, co mówią, że robią i powinni robić. Wywołuje to obawy o nadmierne interwencje zapobiegawcze. W przypadku badania poziomu cholesterolu 99% lekarzy rodzinnych w scenariuszu klinicznym mężczyzn i kobiet stwierdziło, że dokonuje takiej oceny. Spośród nich 99% i 98% stwierdziło, że wykonuje je okresowo odpowiednio w męskim i żeńskim scenariuszu klinicznym, z medianą 12 miesięcy (tabela 3.5). Podobne wyniki uzyskano w przypadku pomiaru ciśnienia tętniczego krwi i oceny stężenia glukozy na czczo Są to oznaki, że pacjentom bezobjawowym oferuje się zbyt wiele leków.

Kiedy opublikowane zostaną nowe wytyczne Ministerstwa Zdrowia dotyczące profilaktyki, interesujące będzie powtórzenie tego badania z wykorzystaniem oficjalnych portugalskich zaleceń zamiast zaleceń USPSTF.

Nasze badanie ma pewne ograniczenia. W celu wybrania reprezentatywnej próby portugalskich lekarzy rodzinnych pracujących w portugalskiej Narodowej Służbie Zdrowia bez bazy danych lekarzy rodzinnych, musieliśmy wdrożyć projekt warstwowego pobierania próbek klastrowych. Mogło to wprowadzić tendencję do pobierania próbek. Jednakże, wysoki uzyskany wskaźnik odpowiedzi (95,7%) mógł zminimalizować to odchylenie.

Innym ograniczeniem tego badania jest liczba interwencji profilaktycznych, które zostały uwzględnione w kwestionariuszu. Interesujące byłoby studiowanie innych interwencji medycznych, na przykład innych badań obrazowych, badań endoskopowych lub markerów nowotworów surowicy. Nie uwzględniliśmy większej liczby interwencji, ponieważ wydłużyłoby to czas trwania wywiadów z ryzykiem obniżenia wskaźnika odpowiedzi.

W naszym badaniu przedstawiliśmy lekarzom rodzinnym dwa scenariusze kliniczne i zapytaliśmy ich o interwencje profilaktyczne, które teoretycznie wykonują i te, które faktycznie wykonują. Może mieć na to wpływ uprzedzenie w stosunku do siebie lub celowość społeczna. Odpowiedzi mogły być udzielone zgodnie z tym, co uczestnik podejrzewa, że chce usłyszeć badacz. Nie potwierdziliśmy naszych wyników badaniami klinicznymi, aby ocenić, w jaki sposób lekarze rodzinni rzeczywiście wykonują zabiegi profilaktyczne. Aby to ocenić, konieczne są dodatkowe badania w rzeczywistych warunkach. Jest to potrzebne ze względu na dowody i rosnące obawy dotyczące szkód związanych z przedawkowaniem, przedawkowaniem i nadmiernym leczeniem.[21, 22, 33-35]

Pomimo ograniczeń naszego badania, uważamy, że wyniki te przyczyniają się do zrozumienia sposobu stosowania profilaktyki w portugalskich usługach podstawowej opieki zdrowotnej.

Uzyskaliśmy pozytywne wskazania świadczące o dobrej zgodności z dowodami naukowymi, ale są tu również obawy związane z nadmiernym stosowaniem niektórych interwencji medycznych.

Referencje

1 Międzynarodowe Stowarzyszenie Epidemiologiczne. Słownik epidemiologiczny. Czwarte wydanie. Nowy Jork, NY: Oxford University Press 2001.

2 Beck LH. Okresowe badania stanu zdrowia i testy przesiewowe u dorosłych. Hosp Pr Minneap 1999;34(12):117-8,121-2,124-6.

3 Ramka PS, Carlson SJ. Krytyczny przegląd okresowych badań przesiewowych w zakresie zdrowia przy zastosowaniu określonych kryteriów przesiewowych. Część 1: Wybrane choroby układu oddechowego, sercowo-naczyniowego i centralnego układu nerwowego. J Fam Practice 1975;2(1):29-36.

4 Breslow L, Somers A. Program monitorowania zdrowia na całe życie. Praktyczne podejście do medycyny prewencyjnej. N Engl J Med 1977;296(11):601-8.

5 Kanadyjska grupa zadaniowa ds. okresowych badań zdrowotnych. Okresowe badanie lekarskie. Can Med Assoc J 1979;121(9):1193-254.

6 U.S. Preventive Services Task Force. O USPSTF. Dostępny od 2013 r. 28 marca. Dostępny na stronie: http://www.uspreventiveservicestaskforce.org/about.htm

7 United States Preventive Services Task Force, redaktor. Przewodnik po usługach profilaktyki klinicznej. 2nd ed. Washington, DC: U.S. Department of Health and Human Services 1996.

8 Grupa robocza ds. medycyny opartej na dowodach naukowych. Medycyna oparta na dowodach. Nowe podejście do nauczania praktyki lekarskiej. J Am Med Assoc 1992;268(17):2420-5.

9 Kanadyjska grupa zadaniowa ds. okresowych badań zdrowotnych, Kanada. Kanadyjski przewodnik po klinicznej profilaktyce zdrowotnej. Ottawa: Health Canada; 1994.

10 Royal Australian College of General Practitioners. Wytyczne dotyczące działań zapobiegawczych w ogólnej praktyce. South Melbourne, Vic.: Royal Australian College of General Practitioners; 2005.

11 Pérula de Torres LA, Alonso Arias S, Bauzà Nicolai K, et al. [Opinie pracowników służby zdrowia na temat wpływu działań zapobiegawczych i programu promocji zdrowia (PAPPS)]. Atencion Primaria Soc Española Med Fam Comunitaria 2007;39 Suppl 3:5-14.

12 Straus S. Medycyna oparta na dowodach: Jak ćwiczyć i uczyć EBM. Trzeci ed. Nowy Jork, NY: Elsevier/Churchill Livingstone; 2005.

13 Brotons C, Björkelund C, Bulc M, et al. Prevention and health promotion in clinical practice: the views of general practitioners in Europe. Prev Med 2005;40(5):595-601.

14 Douketis JD. Włączenie zaleceń dotyczących opieki profilaktycznej do praktyki klinicznej: Jak pokonamy tę lukę? Can Med Assoc J 1999;160(8):1171-2.

15 Cabana MD, Rand CS, Powe NR, et al. Dlaczego lekarze nie przestrzegają wytycznych praktyki klinicznej? Ramy dla poprawy. J Am Med Assoc 1999;282(15):1458-65.

16 Yarnall KSH, Pollak KI, Østbye T, et al. Podstawowa opieka: Czy jest wystarczająco dużo czasu na zapobieganie? Am J Zdrowie publiczne 2003;93(4):635-41.

17 Kloppe P, Brotons C, Anton JJ, et al. [Profilaktyka i promocja zdrowia w podstawowej opiece zdrowotnej: porównanie poglądów lekarzy hiszpańskich i europejskich]. Atencion Primaria Soc Española Med Fam Comunitaria 2005;36(3):144-51.

18 Merenstein D, Daumit GL, Powe NR. Stosowanie i koszty nie zalecanych badań podczas rutynowych profilaktycznych badań zdrowotnych. Am J Prev Med 2006;30(6):521-7.

19 Allan GM, Innes GD. Czy lekarze rodzinni znają koszty opieki medycznej? Sondaż w Kolumbii Brytyjskiej. Can Fam Physician 2004;50:263-70.

20 Allan GM, Lexchin J. Świadomość lekarzy w zakresie kosztów diagnostyki i terapii nielekowej: Przegląd systematyczny. Int J Technol Assess Health Care 2008;24(2):158-65.

21 Moynihan R, Doust J, Henry D. Preventing overdiagnosis: How to stop harming the healthy. Br. Med J 2012;344(28 maja):e3502-e3502.

22 Gérvas J, Starfield B, Heath I. Czy prewencja kliniczna jest lepsza niż leczenie? Lancet 2008;372(9654):1997-9.

23 Heath I. Kto potrzebuje opieki zdrowotnej - studnia czy chorzy? Br. Med J 2005;330(7497):954-6.

24 Kalager M, Adami H-O, Bretthauer M, et al. Overdiagnosis of invasive breast cancer due to mammography screening: Wyniki z norweskiego programu badań przesiewowych. Ann Intern Med 2012;156(7):491-9.

25 Centralna Administracja Systemu Ochrony Zdrowia, IP. Family Health Units: 2010 Activity. 2011.

26 PORDATA - Médicos por especialidade. Dostępny w 2013 r. 14 czerwca. Dostępne pod adresem: http://www.pordata.pt/Portugal/Ambiente+de+Consulta/Tabela

27 Lohr SL. Pobieranie próbek: Projektowanie i analiza. Pacific Grove, CA: Duxbury Press; 1999.

28 Ministério da Saúde. Krajowy Plan Zapobiegania i Kontroli Chorób Onkologicznych 2007/2010 (National Plan for Prevention and Control of Oncological Diseases 2007/2010).

29 Harmonogram szczepień. Dostępny od 2013 r. 16 września. Dostępny na stronie: http://vaccine-schedule.ecdc.europa.eu/Pages/Scheduler.aspx

30 Pisco L. Primary Healthcare Reform in Portugal on two fronts: autonomous family healthcare units and management of groupings of Health Centres. Ciênc Saúde Coletiva 2011;16(6):2841-52.

31Rocha P de M, Sá AB de. Family Health Reform in Portugal: analysis of its implementation. Ciênc Saúde Coletiva 2011;16(6):2853-63.

32 Pinto D, Corte-Real S, Nunes J. Działania zapobiegawcze i wskaźniki wydajności - ile czasu pozostało? (Actividades preventivas e indicadores: quanto tempo sobra?). Rev Port Clin Geral 26(5):455-4564.

33 Bleyer A, Welch HG. Wpływ trzech dekad mammografii przesiewowej na występowanie raka piersi. N Engl J Med 2012;367(21):1998-2005.

34 Welch HG. Przedawkowany: Robienie ludzi chorych w pogoni za zdrowiem. Boston, mgr: Beacon Press; 2011.

35 Heleno B, Thomsen MF, Rodrigues DS, et al. Kwantyfikacja szkód w badaniach przesiewowych w kierunku raka: przegląd literatury. Br Med J 2013;347(wrzesień16):f5334-f5334.

Tabela 3.1. Jednostki Podstawowej Opieki Zdrowotnej przez Regionalne Administracje Zdrowia w portugalskiej Narodowej Służbie Zdrowia objęte próbą w celu zbadania profilaktycznych usług zdrowotnych realizowanych przez lekarzy podstawowej opieki zdrowotnej

	Liczba jednostek podstawowej opieki zdrowotnej w portugalskiej Krajowej Służbie Zdrowia	Liczba Jednostek Podstawowej Opieki Zdrowotnej (klastrów) wybranych do naszej próby
Północna regionalna administracja zdrowia	381	38
Centrum Regionalna Administracja Zdrowia	65	6
Regionalna administracja zdrowia w Lizbonie i Dolinie Tagu	380	38
Regionalna Administracja Zdrowia w Alentejo	57	6
Regionalna Administracja Ochrony Zdrowia w Algarve	19	2
Razem	**902**	**90**

Tabela 3.2. Charakterystyka demograficzna badanej próby w badaniu profilaktycznych usług zdrowotnych realizowanych przez portugalskich lekarzy podstawowej opieki zdrowotnej (n=244)

		n	(%)
Wiek			
	20-29	1	(1)
	30-39	33	(13)
	40-49	44	(18)
	50-59	155	(64)
	60-69	11	(4)
Płeć			
	Mężczyzna	95	(39)
	Kobieta	149	(61)
Regionalna Administracja Zdrowia			
	Północ	82	(34)
	Centrum	17	(7)
	Lizbona i Dolina Tagu	130	(53)
	Alentejo	11	(4)
	Algarve	4	(2)
Miejsce pracy			
	Miejski	157	(64)
	Wiejski	87	(36)
Kwalifikacje zawodowe			
	Specjalista w zakresie medycyny rodzinnej/praktyki ogólnej	241	(99)
	Nie-specjalista pracujący jako lekarz rodzinny	3	(1)
Specjalista w zakresie medycyny rodzinnej/praktyki ogólnej			
	Mniej niż 2 lata	5	(2)
	Przez 2-10 lat	35	(15)
	Ponad 10 lat	201	(83)

Tabela 3.3. Odsetek lekarzy rodzinnych stwierdzających, że powinni oni wykonywać i normalnie korzystać z proponowanych świadczeń profilaktycznych w scenariuszu klinicznym dla mężczyzn (n = 244)

	Tak, powinienem to zrobić	Tak, zazwyczaj robię to		Tak, powinienem to zrobić			Tak, powinienem to zrobić			Tak, powinienem to zrobić		
				GP kobiet*	Mężczyźni GPs		Miejscy GPs	Lekarze rodzinni na obszarach wiejskich		GPs <50 yrs	GPs ≥50 yrs	
	n (%)	n (%)	p	n (%)	n (%)	p	n (%)	n (%)	p	n (%)	n (%)	p
Cholesterol	240 (98)	242 (99)	0.500	148 (99)	92 (97)	0.302	155 (99)	85 (98)	0.618	77 (99)	163 (98)	1.000
Ciśnienie krwi	244 (100)	244 (100)	-**	149 (100)	95 (100)	-	157 (100)	87 (100)	-	78 (100)	166 (100)	-
Glukoza na czczo	240 (98)	241 (99)	1.000	148 (99)	92 (97)	0.302	156 (99)	84 (97)	0.131	78 (100)	162 (98)	0.309
FOBT***	205 (84)	202 (83)	0.549	128 (86)	77 (81)	0.313	137 (87)	68 (78)	0.063	64 (82)	141 (85)	0.566
PSA	153 (63)	158 (65)	0.359	91 (61)	62 (65)	0.509	99 (63)	54 (62)	0.878	38 (49)	115 (69)	**0.002**
Cyfrowe badanie odbytnicy	161 (66)	143 (59)	**0.001**	100 (67)	61 (64)	0.641	103 (66)	58 (67)	0.867	44 (56)	117 (70)	**0.030**
Zdjęcie rentgenowskie klatki piersiowej	79 (32)	76 (31)	0.664	42 (28)	37 (39)	0.080	42 (27)	37 (43)	**0.012**	15 (19)	64 (39)	**0.003**
Ocena uodpornienia na tężec	241 (99)	224 (92)	**<0.001**	147 (99)	94 (99)	1.000	157 (100)	84 (97)	**0.044**	77 (99)	164 (99)	1.000
Zapytanie o nawyki związane z paleniem	244 (100)	244 (100)	-	149 (100)	95 (100)	-	157 (100)	87 (100)	-	78 (100)	166 (100)	-
Wskazówki dotyczące rzucenia palenia	240 (98)	242 (99)	0.500	148 (99)	92 (97)	0.302	154 (98)	86 (99)	1.000	77 (99)	163 (98)	1.000
Zapytanie o zwyczaje związane z alkoholem	243 (100)	243 (100)	1.000	149 (100)	94 (99)	0.389	157 (100)	86 (99)	0.357	78 (100)	165 (99)	1.000
Wskazówki dotyczące zmiany ryzykownych nawyków żywieniowych	244 (100)	244 (100)	-	149 (100)	95 (100)	-	157 (100)	87 (100)	-	78 (100)	166 (100)	-
Obliczanie wskaźnika masy ciała	243 (100)	243 (100)	1.000	149 (100)	94 (99)	0.389	157 (100)	86 (99)	0.357	78 (100)	165 (99)	1.000
Porady dotyczące utraty wagi dla pacjentów z nadwagą	244 (100)	244 (100)	-	149 (100)	95 (100)	-	157 (100)	87 (100)	-	78 (100)	166 (100)	-
Zapytanie o aktywność fizyczną	244 (100)	244 (100)	-	149 (100)	95 (100)	-	157 (100)	87 (100)	-	78 (100)	166 (100)	-

Porady dotyczące aktywności dla pacjentów siedzących	244 (100)	244 (100)	-	149 (100)	95 (100)	-	157 (100)	87 (100)	-	78 (100)	166 (100)	-

* GPs - General Practitioners; ** wartości p nie są prezentowane, gdy wyniki porównywanych terminów są równe; *** FOBT - badanie krwi okluzyjnej w kale; wartości $p<0,05$ są prezentowane pogrubioną czcionką.

Tabela 3.4. Odsetek lekarzy rodzinnych stwierdzających, że powinni oni wykonywać i normalnie korzystać z proponowanych świadczeń profilaktycznych w scenariuszu klinicznym dla kobiet (n = 244)

	Tak, powiniene m to zrobić	Tak, wykonuję to		Tak, powinienem to zrobić			Tak, powinienem to zrobić			Tak, powinienem to zrobić		
				GP kobiet*	Mężczyźni GPs		Miejscy GPs	Lekarze rodzinni na obszarach wiejskich		GPs <50 yrs	GPs ≥50 yrs	
	n (%)	n (%)	p	n (%)	n (%)	p	n (%)	n (%)	p	n (%)	n (%)	p
Cholesterol	240 (98)	241 (99)	1.000	148 (99)	92 (97)	0.302	155 (99)	85 (98)	0.618	77 (99)	163 (98)	1.000
Ciśnienie krwi	244 (100)	243 (100)	-**	149 (100)	95 (100)	-	157 (100)	87 (100)	-	78 (100)	166 (100)	-
Glukoza na czczo	240 (98)	242 (99)	0.500	148 (99)	92 (97)	0.302	156 (99)	84 (97)	0.131	78 (100)	162 (98)	0.309
FOBT***	203 (83)	198 (81)	0.063	128 (86)	75 (79)	0.156	135 (86)	68 (78)	0.117	63 (81)	140 (84)	0.487
Mammografia	244 (100)	242 (99)	-	149 (100)	95 (100)	-	157 (100)	87 (100)	-	78 (100)	166 (100)	-
Kliniczne badanie piersi	234 (96)	221 (91)	**<0.001**	144 (97)	90 (95)	0.518	149 (95)	85 (98)	0.291	72 (92)	162 (98)	0.079
Cytologia szyjki macicy	244 (100)	244 (100)	-	149 (100)	95 (100)	-	157 (100)	87 (100)	-	78 (100)	166 (100)	-
Zdjęcie rentgenowskie klatki piersiowej	84 (34)	73 (30)	**0.027**	43 (29)	41 (43)	**0.022**	45 (29)	39 (45)	**0.011**	15 (19)	69 (42)	**0.001**
Ocena uodpornienia na tężec	242 (99)	223 (91)	**<0.001**	148 (99)	94 (99)	1.000	157 (100)	85 (98)	0.126	78 (100)	164 (99)	1.000
Zapytanie o nawyki związane z paleniem	244 (100)	244 (100)	-	149 (100)	95 (100)	-	157 (100)	87 (100)	-	78 (100)	166 (100)	-
Wskazówki dotyczące rzucenia palenia	240 (98)	242 (99)	0.500	148 (99)	92 (97)	0.302	154 (98)	86 (99)	1.000	77 (99)	163 (98)	1.000
Zapytanie o zwyczaje związane z alkoholem	243 (100)	243 (100)	1.000	149 (100)	94 (99)	0.389	157 (100)	86 (99)	0.357	78 (100)	165 (99)	1.000

Wskazówki dotyczące zmiany ryzykownych nawyków żywieniowych	244 (100)	244 (100)	-	149 (100)	95 (100)	-	157 (100)	87 (100)	-	78 (100)	166 (100)	-
Obliczanie wskaźnika masy ciała	243 (100)	243 (100)	1.000	149 (100)	94 (99)	0.389	157 (100)	86 (99)	0.357	78 (100)	165 (99)	1.000
Porady dotyczące utraty wagi dla pacjentów z nadwagą	244 (100)	244 (100)	-	149 (100)	95 (100)	-	157 (100)	87 (100)	-	78 (100)	166 (100)	-
Zapytanie o aktywność fizyczną	244 (100)	244 (100)	-	149 (100)	95 (100)	-	157 (100)	87 (100)	-	78 (100)	166 (100)	-
Porady dotyczące aktywności dla pacjentów siedzących	244 (100)	244 (100)		149 (100)	95 (100)	-	157 (100)	87 (100)	-	78 (100)	166 (100)	-

* GPs - General Practitioners; ** wartości p nie są prezentowane, gdy wyniki porównywanych terminów są równe; *** FOBT - badanie krwi okluzyjnej w kale; wartości p<0,05 są prezentowane pogrubioną czcionką

Tabela 3.5. Częstotliwość interwencji profilaktycznych (obliczana dla każdej interwencji na podstawie liczby lekarzy rodzinnych, którzy powiedzieli, że ją wykonują)

	Tak, wykonuję to	Usługi zdrowotne stosowane okresowo		Okresowość w miesiącach		
	N	n	n/N (%)	Minimum	Mediana	Maksymalnie
Męski scenariusz kliniczny						
Cholesterol	242	239	(99)	6	12	60
Ciśnienie krwi	244	242	(99)	3	12	36
Glukoza na czczo	241	239	(99)	6	12	60
FOBT*	202	189	(94)	5	24	60
Cyfrowe badanie odbytnicy	143	134	(94)	12	12	60
Ocena PSA	158	147	(93)	12	12	60
Weryfikacja stanu uodpornienia na tężec	224	209	(93)	12	120	120
Zdjęcie rentgenowskie klatki piersiowej	76	32	(42)	12	24	60
Scenariusz kliniczny dla kobiet						
Glukoza na czczo	242	242	(100)	6	12	60
Mammografia	242	242	(100)	2	24	60
Cytologia szyjki macicy	244	243	(100)	12	12	36
Cholesterol	241	237	(98)	6	12	60
Ciśnienie krwi	243	238	(98)	1	12	36
FOBT	198	186	(94)	12	24	60
Kliniczne badanie piersi	221	218	(99)	6	12	24
Zdjęcie rentgenowskie klatki piersiowej	73	30	(41)	12	24	60
Ocena uodpornienia na tężec	223	211	(95)	12	120	120

* FOBT - badanie okultystycznej krwi kałowej

Tabela 3.6. Zgodność lekarzy rodzinnych z zaleceniami USPSTF

	Czy to powinno być zrobione? % lekarzy, którzy udzielili odpowiedzi zgodnie z zaleceniami USPSTF	**Czy należy to robić i jak często?** % lekarzy, którzy udzielili odpowiedzi zgodnie z zaleceniami USPSTF
Męski scenariusz kliniczny		
Cholesterol	98	7
Ciśnienie krwi	100	82
FOBT*	84	34
PSA	37	37
Zapytanie o nawyki związane z paleniem	100	Nie.
Jeśli jesteś palaczem, radzę rzucić palenie	98	Na
Zapytanie o nawyki związane z piciem alkoholu	100	Na
Wskazówki dotyczące zmiany ryzykownych nawyków żywieniowych	100	Na
Obliczanie wskaźnika masy ciała	100	Na
Porady dotyczące utraty wagi dla pacjentów z nadwagą	100	Na
Scenariusz kliniczny dla kobiet		
Cholesterol	2	Na
Ciśnienie krwi	100	78
FOBT	83	27
Mammografia	100	82
Cytologia szyjki macicy	100	29
Zapytanie o nawyki związane z paleniem	100	Na
Jeśli jesteś palaczem, radzę rzucić palenie	98	Na
Zapytanie o nawyki związane z piciem alkoholu	100	Na
Wskazówki dotyczące zmiany ryzykownych nawyków żywieniowych	100	Na
Obliczanie wskaźnika masy ciała	100	Na
Porady dotyczące utraty wagi dla pacjentów z nadwagą	100	Na

* FOBT - badanie krwi utajonej w kale; * nie dotyczy, ponieważ jest to zabieg bez określonej częstotliwości lub zabieg niezalecany

Tabela 3.7. Zalecenia USPSTF (zgodnie z wersją online dostępną w dniu 28 marca 2013 r.)

Cholesterol	Zdecydowanie zaleca przeprowadzanie badań przesiewowych u mężczyzn w wieku 35 lat i starszych na zaburzenia lipidowe (klasa A). Co 5 lat.
	Zdecydowanie zaleca przeprowadzanie badań przesiewowych u kobiet w wieku 45 lat i starszych na obecność zaburzeń lipidowych, jeśli są one narażone na zwiększone ryzyko wystąpienia choroby wieńcowej serca (stopień A). Co 5 lat.
Ciśnienie krwi	Zaleca przeprowadzanie badań przesiewowych w kierunku wysokiego ciśnienia krwi u osób dorosłych powyżej 18 roku życia (klasa A). Co 2 lata.
Glukoza na czczo	Zaleca przeprowadzanie badań przesiewowych w kierunku cukrzycy typu 2 u dorosłych bezobjawowych z utrzymującym się ciśnieniem krwi (leczonym lub nie leczonym) powyżej 135/80 mm Hg (stopień B).
	Aktualne dane nie są wystarczające, aby ocenić bilans korzyści i szkód wynikających z badań przesiewowych w kierunku cukrzycy typu 2 u dorosłych bezobjawowych z ciśnieniem krwi 135/80 mm Hg lub niższym (klasa I).
FOBT*	Zalecane jest wykonywanie badań przesiewowych w kierunku raka jelita grubego za pomocą utajnionych badań krwi w kale, sigmoidoskopii lub kolonoskopii, u osób dorosłych, począwszy od 50 roku życia, aż do 75 roku życia (klasa A). Corocznie.
Mammografia	Polecamy dwuletnie mammografie przesiewowe dla kobiet w wieku 50-74 lat (klasa B). Co 2 lata.
Kliniczne badanie piersi	Dowody nie są wystarczające, aby ocenić dodatkowe korzyści i szkody związane z klinicznymi badaniami piersi poza mammografią przesiewową u kobiet w wieku 40 lat i starszych (klasa I).
Cytologia szyjki macicy	Zaleca się przebadanie kobiet w wieku od 21 do 65 lat (wymaz papki) (stopień A) co 3 lata lub kobiet w wieku 30-65 lat (w połączeniu z testem HPV**) co 5 lat.
PSA	Zalecany w przypadku badań przesiewowych w kierunku raka gruczołu krokowego na podstawie PSA (stopień D).
Zdjęcie rentgenowskie klatki piersiowej	Dowody nie są wystarczające, aby zalecić lub uniemożliwić badanie przesiewowe osób bezobjawowych w kierunku raka płuc za pomocą tomografii komputerowej małej dawki, RTG klatki piersiowej, cytologii plwociny lub kombinacji tych badań (klasa I).
Zapytanie o nawyki związane z paleniem	Zaleca, aby klinicyści pytali wszystkich dorosłych o używanie tytoniu i przeprowadzali interwencje z zakresu rzucania palenia dla osób używających wyrobów tytoniowych (klasa A).
Jeśli jesteś palaczem, radzę rzucić palenie	Zaleca, aby klinicyści pytali wszystkich dorosłych o używanie tytoniu i przeprowadzali interwencje z zakresu rzucania palenia dla osób używających wyrobów tytoniowych (klasa A).
Zapytanie o nawyki związane z piciem alkoholu	Zaleca, aby lekarze sprawdzali osoby dorosłe w wieku powyżej 18 lat pod kątem nadużywania alkoholu i zapewniali osobom zajmującym się ryzykownym lub niebezpiecznym spożywaniem alkoholu krótkie interwencje doradcze w celu ograniczenia nadużywania alkoholu (klasa B).
Wskazówki dotyczące zmiany ryzykownych nawyków żywieniowych	Zaleca, aby lekarze sprawdzali osoby dorosłe w wieku powyżej 18 lat pod kątem nadużywania alkoholu i zapewniali osobom zajmującym się ryzykownym lub niebezpiecznym spożywaniem alkoholu krótkie interwencje doradcze w celu ograniczenia nadużywania alkoholu (klasa B).

Obliczanie wskaźnika masy ciała	Zaleca badanie wszystkich dorosłych pod kątem otyłości. Klinicyści powinni oferować lub kierować pacjentów o wskaźniku masy ciała (BMI) 30 kg/m2 lub wyższym do intensywnych, wieloskładnikowych interwencji behawioralnych (klasa B).
Porady dotyczące utraty wagi dla pacjentów z nadwagą	Zaleca badanie wszystkich dorosłych pod kątem otyłości. Klinicyści powinni oferować lub kierować pacjentów o wskaźniku masy ciała (BMI) 30 kg/m2 lub wyższym do intensywnych, wieloskładnikowych interwencji behawioralnych (klasa B).
Zapytanie o aktywność fizyczną	Dowody nie są wystarczające, aby zalecić lub przeciwdziałać poradnictwu behawioralnemu w placówkach podstawowej opieki zdrowotnej w celu promowania aktywności fizycznej (klasa I).
Porady dotyczące aktywności dla pacjentów siedzących	Dowody nie są wystarczające, aby zalecić lub przeciwdziałać poradnictwu behawioralnemu w placówkach podstawowej opieki zdrowotnej w celu promowania aktywności fizycznej (klasa I).

* FOBT - badanie okultystycznej krwi kałowej; ** HPV - brodawczak ludzki

Rozdział 4 Efekt optymalizacji systemu komunikacji zleceń w zakresie przepisywania zbędnych badań laboratoryjnych: próba kontrolowana randomizowana

4. Efekt optymalizacji systemu komunikacji zleceń w zakresie przepisywania zbędnych badań laboratoryjnych: próba kontrolowana randomizowana

Wprowadzenie

Informatyka bez wątpienia zmieniła sposób, w jaki społeczeństwa żyją, socjalizują się, uczą, pracują i radzą sobie ze zdrowiem. Żyjemy obecnie w okresie rosnącego zaniepokojenia nadmierną obecnością medycyny w naszym życiu [1–3]. Kiedy nieefektywnie zaprojektowane oprogramowanie jest połączone z praktyką medyczną opartą na nie dowodach, rezultat może być katastrofalny, prowadząc do szkód dla pacjentów, znacznego wpływu na jakość życia i szkód dla systemu opieki zdrowotnej z powodu zbędnych kosztów.

Aby osiągnąć lepsze standardy bezpieczeństwa pacjentów i poprawić opłacalność systemu opieki zdrowotnej, podjęto ogólnoświatowe wysiłki na rzecz wdrożenia elektronicznej dokumentacji medycznej (EHR), zintegrowanej z systemami komunikacji w zakresie diagnostyki i badań laboratoryjnych, zamawiając systemy komunikacji [4–6]. Podjęto również próby włączenia systemów wspomagania decyzji klinicznych w celu dalszej poprawy jakości leków. Recepta na badania diagnostyczne i laboratoryjne jest kluczowym elementem konsultacji medycznej. W podstawowej opiece zdrowotnej badania są często zamawiane z zamiarem zapobiegawczym i w celu spełnienia oczekiwań pacjenta [7,8]. Istnieje również duża niepewność i zmienność wśród lekarzy rodzinnych w zakresie procedur zamawiania [9–11]. Efekty systemów komunikacji zamówień zintegrowanych z systemami wspomagania decyzji klinicznych zostały zgłoszone w różnych środowiskach praktyki klinicznej. Main C et al. (2010) przeprowadzili systematyczny przegląd tego tematu i poinformowali, że systemy wspomagania decyzji klinicznych przyniosły znaczne korzyści dla wyników procesu i wyników w praktyce w prawie dwóch trzecich z 24 badań, które spełniły kryteria włączenia [12]...].

W Portugalii od września 2011 r. obowiązkowe jest korzystanie z oprogramowania EHR wraz z systemem komunikacji zleceń badań diagnostycznych i laboratoryjnych. Większość ośrodków podstawowej opieki zdrowotnej korzysta z oprogramowania o nazwie SAM - *Sistema de Apoio ao Médico* (System Wsparcia Lekarskiego). W module służącym do zamawiania badań diagnostycznych i laboratoryjnych, lekarze mają dostęp do przeszukiwalnego menu testowego według dwóch możliwych strategii: wpisanie nazwy testu w po u wyszukiwania lub przeglądanie według struktury menu skrótów (rysunek 4.1). Dostępne są następujące menu: podstawowe, alergologiczne, andrologiczne, sercowo-naczyniowe, choroby zakaźne, pokarmowe, dawkowanie, endokrynologia, ginekologia, hematologia, reumatologia, położnictwo, onkologia, otorynolaryngologia, osteoarticularne, przedoperacyjne, oddechowe, ośrodkowego układu nerwowego, urologia i nefrologia. W każdym menu znajduje się zestaw specyficznych testów laboratoryjnych. Lekarze mogą wybrać jeden lub więcej testów poprzez dwukrotne kliknięcie na każdym z nich lub mogą wybrać cały zestaw poprzez dwukrotne kliknięcie na tytuł menu skrótów. Na przykład, menu "podstawowe" składa się z kwasu moczowego, cholesterolu całkowitego, kreatyniny, transferazy gamma-glutamylu, glukozy, hemogramu, elektroforezy białka surowicy, aminotransferazy asparaginowej, moczu typu 2, szybkości sedymentacji, elektrokardiogramu oraz badań rentgenowskich płuc.

Jeśli lekarz chciałby wybrać tylko hemogram i glukozę, musi dwukrotnie kliknąć na każdym badaniu. Jeśli jednak chcieliby mieć cały podstawowy zestaw testów, muszą dwukrotnie kliknąć na tytuł menu "podstawowy". Nasz zespół badawczy podejrzewa, że to podstawowe menu skrótów jest często wybierane podczas "rutynowych" konsultacji, gdzie pacjenci proszą o rutynowe badania kontrolne, bez konkretnego powodu. Jak wykazaliśmy w poprzednim badaniu, istnieje wysoka przewaga osób dorosłych w Portugalii (99,2%), które uważają, że powinny mieć rutynowe badania krwi i moczu rocznie [7]..] Statystyka ta pokazuje znaczenie badania skuteczności i wydajności tego "podstawowego" podmenu.

Podstawowym celem niniejszego badania było porównanie efektów modyfikacji systemu komunikacji zamówień na EHR (zmodyfikowany SAM), poprzez zmianę podstawowego menu skrótów i dodanie systemu wspomagania decyzji klinicznych opartego na integracji zaleceń amerykańskiej grupy zadaniowej służb prewencyjnych (USPSTF), poprzez randomizowane badanie kontrolowane.

W Portugalii, od czasu ostatniej reformy podstawowej opieki zdrowotnej, ośrodki podstawowej opieki zdrowotnej zostały podzielone na grupy ośrodków zdrowia [13]. W grupie ośrodków zdrowia, sieć informatyczna jest połączona poprzez serwery, które mogą obsługiwać więcej niż jeden ośrodek zdrowia. Stworzenie zmodyfikowanej wersji oprogramowania SAM wymaga zainstalowania go na poziomie serwera, co oznacza, że wszyscy lekarze ze wszystkich ośrodków zdrowia obsługiwanych przez ten serwer otrzymają tę samą wersję oprogramowania. Z tego powodu nie można było dokonać randomizacji na poziomie lekarza. Musieliśmy raczej randomizować serwery na poziomie grupy ośrodka zdrowia.

Metody

Projekt próbny

Wszystkie serwery grupy ośrodków zdrowia w Porto Zachodnim liczone są do randomizacji, z wyjątkiem ośrodka, w którym pracowali autorzy badań (aby uniknąć ewentualnego błędu systematycznego). Pozostałe 9 serwerów zostało podzielonych losowo na dwie grupy: 5 serwerów przydzielono losowo do grupy interwencyjnej i 4 serwery do grupy kontrolnej.

Uczestnicy

W badaniu uczestniczyli wszyscy lekarze rodzinni pracujący i zlecający badania diagnostyczne i laboratoryjne w grupie ośrodków zdrowia w Porto Zachodnim (poza tymi, w których pracowali autorzy).

Dane dotyczące recept na badania diagnostyczne i laboratoryjne były zbierane centralnie przez personel informatyczny Ministerstwa Zdrowia i przesyłane do zespołu badawczego bez identyfikacji pacjentów i lekarzy.

Interventions

Grupa sterująca nadal korzystała ze zwykłej wersji oprogramowania EHR (SAM). Grupa interwencyjna używała zmodyfikowanej wersji oprogramowania (SAM modified) zainstalowanego na każdym z serwerów. Modyfikacja SAM składała się z dwóch zasadniczych zmian (rysunek 4.2): a) Podstawowe zmiany w menu skrótów, w tym zmiany w składzie podstawowego zestawu laboratoryjnych badań diagnostycznych, z wycofaniem (kwas moczowy, elektroforeza białek surowicy, tempo sedymentacji oraz badania elektrokardiograficzne i RTG płuc) i uzupełnieniami (cholesterol HDL, badanie krwi utajonej w kale, trójglicerydy, wymaz z papki i badania mammograficzne). b) Dodanie uzasadnienia decyzji opartego na dowodach. W przypadku badań wymienionych w tabeli 4.1 dodano kolorowe kropki oparte na sygnalizacji świetlnej zgodnie z zaleceniami USPSTF [14], a także dodatkowe pole informacyjne zawierające podsumowanie zalecenia USPSTF oraz link do zintegrowanego zalecenia na stronie internetowej USPSTF (rysunek 4.2).

Modyfikacja oprogramowania EHR została wdrożona w dniach [30] i [31] maja 2012 r. na wszystkich serwerach grupy interwencyjnej. Prospektywny miesięczny monitoring i zbieranie danych miało miejsce do [31] stycznia 2013 roku. W celu umożliwienia przeprowadzenia analizy pre-post w obu grupach, w okresie od [1] grudnia 2011 r. do [31] maja 2012 r. przeprowadzono również retrospektywne comiesięczne gromadzenie danych zarówno dla grup kontrolnych, jak i interwencyjnych.

Zebrane dane obejmowały: miesięczną liczbę lekarzy rodzinnych przepisujących leki, miesięczną liczbę przeprowadzonych konsultacji twarzą w twarz, miesięczny numer każdej diagnozy oraz przepisane badania laboratoryjne.

Wyniki

Pierwotne wyniki zostały wybrane w celu oceny wpływu naszej interwencji na liczbę badań diagnostycznych i laboratoryjnych przepisanych przez lekarzy, z uwzględnieniem czterech różnych perspektyw: 1) Wpływ na liczbę recept badań diagnostycznych i laboratoryjnych, które zostały wycofane z menu podstawowego; 2) Wpływ na liczbę recept badań diagnostycznych i laboratoryjnych, które zostały dodane do menu podstawowego; 3) Wpływ na liczbę recept badań diagnostycznych i laboratoryjnych, które zostały oznaczone zielonymi kropkami (zalecenia USPSTF klasa A i B); oraz 4) Wpływ na liczbę recept badań diagnostycznych i laboratoryjnych, które zostały oznaczone czerwonymi kropkami (zalecenia USPSTF klasa D).

Wielkość próbki

Biorąc pod uwagę bariery administracyjne i techniczne związane z procesem uzyskiwania pozwoleń na wprowadzenie modyfikacji oprogramowania EHR, nasza próbka została uzyskana dla wygody. Zdecydowaliśmy się na przeprowadzenie tego badania w grupie ośrodków zdrowia w zachodnim Porto, która obejmuje w sumie 15 ośrodków podstawowej opieki zdrowotnej i sieć informatyczną składającą się z 10 serwerów. Jeden z serwerów, który obsługiwał ośrodek zdrowia, w którym pracowali niektórzy autorzy badania, został z niego wyłączony.

Randomizacja

Pozostałe 9 serwerów zostało kolejno ponumerowanych i losowo przypisanych do grupy interwencyjnej i kontrolnej przez osobę niewidomą dla identyfikacji serwera. Sekwencja alokacji została wygenerowana komputerowo, w wyniku czego do grupy interwencyjnej przydzielono 5 serwerów (7 ośrodków zdrowia, 58 lekarzy rodzinnych), a do grupy kontrolnej 4 serwery (7 ośrodków zdrowia, 59 lekarzy rodzinnych).

Aby zagwarantować ukrycie przydziału, lekarze rodzinni w każdym ośrodku zdrowia otrzymywali informacje o realizacji tego badania dopiero po przeprowadzeniu randomizacji. Ze względu na charakter tego badania nie uzyskano zgody na poziomie lekarza. Zgodę uzyskano od Północnej Regionalnej Administracji Zdrowia i Rady Wykonawczej Zachodniej Grupy Ośrodków Zdrowia w Porto.

Metody statystyczne

W celu zbadania, czy modyfikacja oprogramowania zmieniła trendy w recepturach testów, przeprowadziliśmy analizę przerwanych szeregów czasowych za pomocą autoregresywnego zintegrowanego modelu średniej kroczącej (ARIMA), wykorzystując miesięczną liczbę testów zalecanych na 100 konsultacji, a interwencję (modyfikację oprogramowania) jako zmienną dychotomiczną (przed i po interwencji). W grupie kontrolnej wykonano również analizę modelu ARIMA z wykorzystaniem miesięcznej liczby testów zalecanych na 100 konsultacji i tej samej zmiennej dychotomicznej (przed i po interwencji), chociaż w tej grupie nie było interwencji. Porównanie, przed i po interwencji, średniej miesięcznej liczby badań diagnostycznych i laboratoryjnych zalecanych na 100 konsultacji pomiędzy grupami kontrolnymi i interwencyjnymi zostało przeprowadzone przy użyciu niezależnego testu t próby. Uwzględniono poziom istotności wynoszący 0,05.

Względy etyczne

Badanie to zostało zatwierdzone przez komisję etyki medycznej Northern Regional Health Administration, która uznała, że: a) biorąc pod uwagę, że badanie będzie gromadzić tylko anonimowe dane, nie ma potrzeby uzyskiwania świadomej zgody lekarzy; b) badanie ma duże znaczenie i ma oczekiwane praktyczne znaczenie wyników; oraz c) zastosowana metodologia zabezpiecza prawa uczestników.

Zgodnie z Medyczną Komisją Etyki, przed realizacją badania (ale po losowym przydzieleniu), do wszystkich ośrodków zdrowia Grupy Zachodniego Porto wysłano list informujący i wyjaśniający cele i metodologię badania.

Wyniki

Liczba zapisanych serwerów była stała, bez strat (rysunek 4.3). Średnia liczba lekarzy rodzinnych wynosiła odpowiednio 61 i 62 w grupie interwencyjnej i kontrolnej.

Rekrutacja została przeprowadzona w kwietniu 2012 r., a próba rozpoczęła się [1] czerwca 2012 r. z okresem obserwacji do [31] stycznia 2013 r. (8 miesięcy obserwacji). Dane bazowe przedstawione są w tabeli 4.2.

Dla obu grup w tabeli 4.3 porównano średnią miesięczną liczbę badań diagnostycznych i laboratoryjnych zalecanych na każde 100 konsultacji przed i po modyfikacji oprogramowania EHR, w perspektywie analizy szeregów czasowych (model ARIMA). W ramach pięciu testów, które zostały wycofane z menu podstawowego, obserwujemy statystycznie istotne zmniejszenie liczby przepisanych czterech testów (kwas moczowy, elektroforeza białek surowicy, tempo sedymentacji oraz badania R¯G płuc) w grupie interwencyjnej po modyfikacji oprogramowania. W ramach pięciu testów, które zostały dodane do podstawowego menu, obserwujemy znaczny wzrost przepisywania jednego testu, badanie krwi okluzyjnej w kale, w grupie interwencyjnej po modyfikacji oprogramowania. W ramach testów, które zostały oznaczone zielonymi kropkami (zalecenia USPSTF klasy A i B), nie nastąpił znaczący wzrost, ani w grupie kontrolnej, ani w grupie interwencyjnej. W testach, które zostały oznaczone czerwonymi kropkami (zalecenia USPSTF stopień D), nastąpiło znaczne zmniejszenie ilości przepisywanego antygenu rakowego 19-9, ale ilość tego testu, który został przepisany była tak niska, że zmiana ta może być uzasadniona innymi czynnikami, a nie w wyniku modyfikacji oprogramowania.

W tabeli 4.4 przedstawiono bezpośrednie porównanie grup kontrolnych i interwencyjnych, przed i po modyfikacji oprogramowania (z wyłączeniem pierwszego miesiąca po modyfikacji, który został uznany za okres zmywania). W odniesieniu do zestawu badań, które zostały wycofane z menu podstawowego, obserwujemy, że nie było istotnych różnic między obiema grupami przed modyfikacją oprogramowania, ale że w grupie interwencyjnej istniała znacznie niższa częstotliwość przepisywania następujących badań po modyfikacji oprogramowania: kwas moczowy, elektroforeza białek surowicy, szybkość sedymentacji i elektrokardiografia spoczynkowa. Rozpatrując wszystkie testy należące do zestawu wycofanego z menu podstawowego, sprawdzamy, czy po modyfikacji oprogramowania grupa interwencyjna przepisała mniej niż połowę tych testów w porównaniu z grupą kontrolną (14 testów na 100 konsultacji *vs.* 29,3 testów na 100 konsultacji, $p<0{,}001$). W odniesieniu do pięciu testów, które zostały dodane do podstawowego menu, po modyfikacji oprogramowania nie zaobserwowaliśmy żadnej znaczącej różnicy między tymi dwiema grupami. Biorąc pod uwagę testy, które zostały oznaczone zielonymi kropkami (zalecenia USPSTF klasy A i B), nie zaobserwowaliśmy wzrostu odsetka recept w grupie interwencyjnej po modyfikacji oprogramowania w porównaniu z grupą kontrolną. W rzeczywistości zaobserwowaliśmy tendencję do zmniejszania liczby recept na niektóre z tych testów w grupie interwencyjnej, która była obecna już przed modyfikacją oprogramowania. Modyfikacja oprogramowania nie miała wpływu na ten trend. W przypadku badań oznaczonych czerwonymi kropkami (zalecenia USPSTF stopień D) sprawdziliśmy, że w czterech badaniach (elektrokardiografia, antygen nowotworowy 19-9, elektrokardiografia wysiłkowa i USG tętnicy szyjnej) recepta w grupie interwencyjnej była już znacząco niższa przed modyfikacją oprogramowania. Po modyfikacji oprogramowania, testy te pozostały do przepisania na wyższym poziomie.

Dyskusja

Nasze wyniki pokazują, że usunięcie zbędnych badań z szybkiego menu skrótów diagnostyki i badań laboratoryjnych dostępnych w systemie zamawiania badań EHR może znacząco wpłynąć na nawyki zamawiania i ograniczyć zbędne recepty na badania. Wpływ ten można było zaobserwować z dwóch perspektyw analizy: kiedy porównaliśmy wyniki dla grupy interwencyjnej przed i po modyfikacji oprogramowania oraz kiedy porównaliśmy grupę interwencyjną z grupą kontrolną. Wynik ten podkreśla znaczenie starannej uwagi i rygoru naukowego przy tworzeniu menu skrótów w systemach zamówień.

Co więcej, nasze wyniki pokazują, że wprowadzenie wsparcia decyzyjnego nie miało znaczącego wpływu na profile recept testowych. Należy jednak zauważyć, że jako instrument pasywny dodatek wsparcia decyzji nie zakłócał normalnego przepływu systemu zamówień. Lekarze mieli jedynie kontakt wzrokowy z kolorowymi zaleceniami i opcjonalnie mieli dostęp do dodatkowych informacji zawartych w zaleceniach USPSTF.

Ograniczenia naszych badań obejmują metodę pobierania próbek i ich wielkość. Umiarkowana wielkość próby mogła ograniczyć nasze wnioski dotyczące rzadziej zalecanych badań, ale jest mało prawdopodobne, aby miało to wpływ na główny wniosek z naszych badań.

Fakt, że nie było możliwe przeprowadzenie randomizacji na poziomie lekarzy rodzinnych, a jedynie serwerów komputerowych, również stanowi ograniczenie i ewentualny czynnik zniekształcający, ponieważ liczba serwerów w zachodnim Porto Grouping ośrodków zdrowia była niewielka. Jednakże, ze względu na brak danych dla poszczególnych recept lekarskich, nie byliśmy w stanie zoptymalizować metod i analiz statystycznych.

Kolejnym ograniczeniem naszych badań jest fakt, że czas przeznaczony na ich wykonanie był stosunkowo krótki. Wydłużony czas badań mógłby pozwolić nam na wyciągnięcie solidniejszych wniosków, na przykład w odniesieniu do testów, które są przepisywane rzadziej. Przedłużenie okresu badania osłabiłoby jednak również ewentualne skutki sezonowe, które mogłyby wystąpić podczas poszukiwania konsultacji medycznych, a także zminimalizowałoby wpływ czynników nieodłącznie związanych z sytuacją gospodarczą Portugalii w okresie badania. W kontekście kryzysu gospodarczego nastąpił wzrost opłat ponoszonych przez pacjentów za konsultacje lekarskie i badania laboratoryjne, a także za publikację wytycznych klinicznych Ministerstwa Zdrowia w sprawie przepisywania niektórych badań diagnostycznych i laboratoryjnych. Fakty te mogły przyczynić się do stopniowego zmniejszania się liczby przepisywanych testów, które obserwowaliśmy w ciągu miesięcy badania, zarówno w grupach kontrolnych, jak i interwencyjnych. Rozszerzenie badania mogło również osłabić ten efekt i pozwolić na wyraźniejsze odczytanie wpływu modyfikacji oprogramowania.

Ograniczenia te wynikały głównie z kwestii technicznych związanych z tym, że nasze badania nie mogły zakłócać normalnego funkcjonowania zasobów i usług Ministerstwa Zdrowia. Uważamy jednak za mało prawdopodobne, aby którekolwiek z tych ograniczeń podważyło główny wniosek tego badania: znaczny wpływ usunięcia zbędnych testów w menu skrótów systemu zamówień.

Biorąc pod uwagę potencjalną uogólnienie naszych wyników na inne grupy ośrodków zdrowia portugalskiej Narodowej Służby Zdrowia, uważamy, że istnieje duże prawdopodobieństwo, że ten sam efekt zostanie znaleziony przy podobnej interwencji oprogramowania. Uważamy, że tak jest z dwóch powodów: Po pierwsze, wielkość uzyskanego efektu była oczywista; po drugie, główne cechy systemu zamówień innych grup ośrodków zdrowia są podobne.

Nasze wyniki mogą mieć znaczący wpływ na ulepszenie projektu skróconego menu diagnozy i badań laboratoryjnych zamawiających systemy albo w portugalskiej Narodowej Służbie Zdrowia albo w systemach opieki zdrowotnej innych krajów. Usprawnienia te mogą pomóc w ograniczeniu przepisywania zbędnych testów, prowadząc do zmniejszenia szkód dla pacjentów i zmniejszenia zbędnych kosztów.

Wyniki tego badania pokazują, jak ważne jest testowanie i ocena różnych aspektów programów informatyki medycznej w celu poprawy skuteczności i przyczynienia się do poprawy praktyki klinicznej i wyników klinicznych.

Referencje

1. Glasziou P, Moynihan R, Richards T, Godlee F. (2013) Za dużo medycyny; za mało opieki. BMJ 2: 4247-4247.
2. Moynihan R, Doust J, Henry D. (2012) Preventing overdiagnosis: how to stop harming the healthy. BMJ 344:3502-3502.
3. Getz L, Sigurdsson JA, Hetlevik I. (2003) Czy zapobieganie chorobom oportunistycznym w ramach konsultacji jest etycznie uzasadnione? BMJ 327: 498-500.
4. Moen A, Hackl WO, Hofdijk J, Van Gemert-Pijnen L, Ammenwerth E, Nykänen P, et al. (2013) eZdrowie w Europie - status i wyzwania. Yearb Med Informuj 8:59-63.
5. Olsson S, Lymberis A, Whitehouse D. (2004) Działania Komisji Europejskiej w zakresie e-zdrowia. Int J Circumpolar Health 63: 310-6.
6. Iakovidis I, Purcarea O. (2008) eHealth in Europe: from Vision to Reality. Studia Technol Informuj 134: 163-8.
7. Martins C, Azevedo LF, Ribeiro O, Sá L, Santos P, Couto L, et al. (2013) A Population Based Nationwide Cross-Sectional Study on Preventive Health Services Utilization in Portugal-What Services (and Frequencies) Are Deemed Necessary by Patients? PLoS ONE 8: e81256.
8. Van Bokhoven MA, Pleunis-van Empel MCH, Koch H, Grol RPTM, Dinant G-J, van der Weijden T. Dlaczego pacjenci chcą badać swoją krew? Badanie jakościowe oczekiwań pacjentów w praktyce ogólnej. BMC Fam Practices. 2006;7:75.

9. Van der Weijden T, van Bokhoven MA, Dinant G-J, van Hasselt CM, Grol RPTM. (2002) Zrozumienie badań laboratoryjnych w zakresie niepewności diagnostycznej: badanie jakościowe w praktyce ogólnej. Br J Gen Pract Pract J R Coll Gen Pract 52: 974-80.

10. Van Bokhoven MA, Koch H, Dinant G-J, Bindels PJ, Grol RP, van der Weijden T. (2008) Exploring the black box of change in improving test-orderordering routine. Praktyka rodzinna 25: 139-45.

11. Verstappen WHJM, ter Riet G, Dubois WI, Winkens R, Grol RPTM, van der Weijden T. (2004) Variation in test order behaviour of GPs: professional or context-related factors? Fam Practition 21: 387-95.

12. Main C, Moxham T, Wyatt JC, Kay J, Anderson R, Stein K. (2010) Skomputeryzowane systemy wspomagające podejmowanie decyzji w celu komunikacji dla potrzeb diagnostyki, badań przesiewowych lub monitorowania zamawiania testów: systematyczne przeglądy efektów i opłacalności systemów. Health Technol Assess Winch Engl 14: 1-227.

13. Costa-Pereira A, Giest S, Dumortier J, Artmann J. (2010) eHealth Strategies - Country Brief: Portugalia. Komisja Europejska.

14. O USPSTF. U.S. Preventive Services Task Force [Internet]. [citado 15 marca 2012] Obtido de: http://www.uspreventiveservicestaskforce.org/about.htm

Rysunek 4.1. Zwykły system zamawiania komunikacji: podstawowe menu skrótów

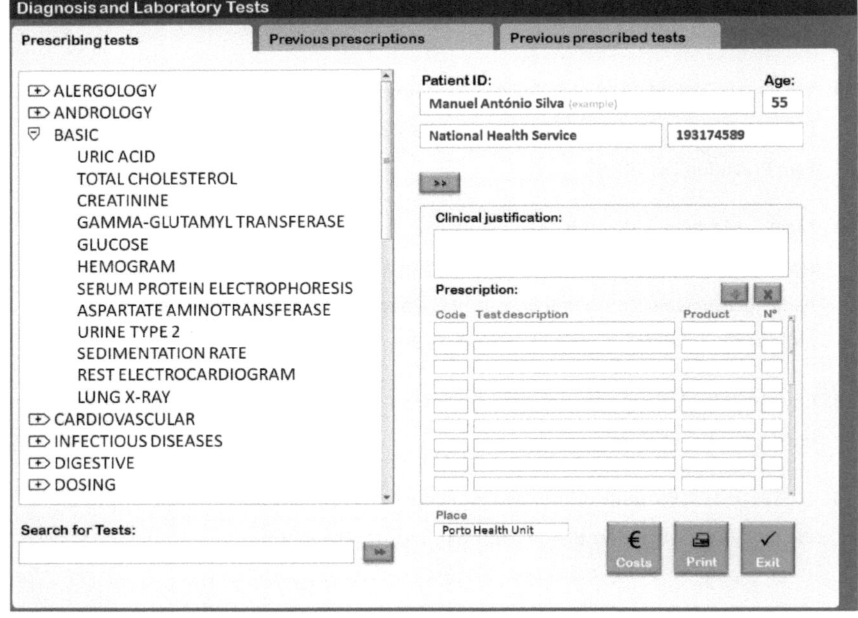

Rysunek 4.2. Zmodyfikowany system komunikacji przy zamawianiu: podstawowe menu skrótów

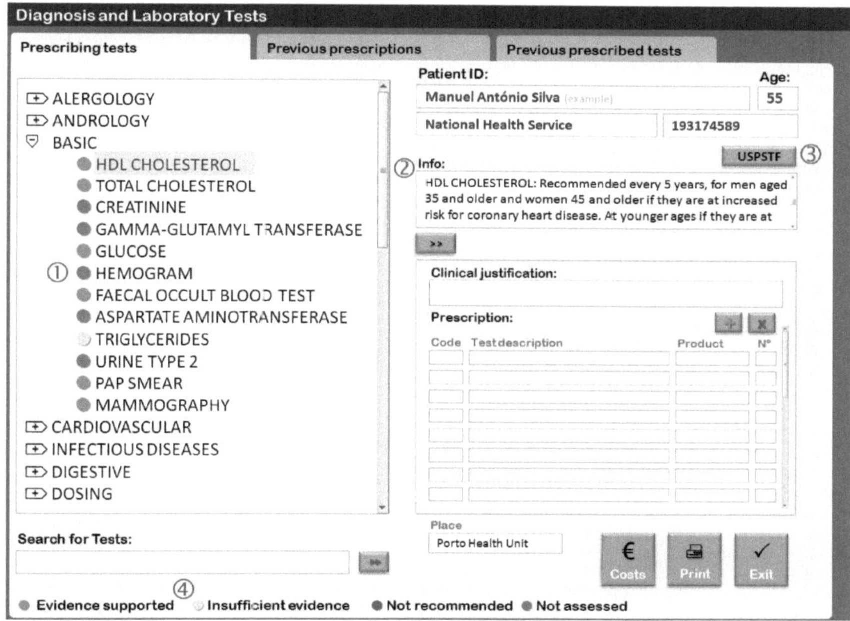

Czerwone cyfry: 1- Sygnalizatory świetlne kolorowe kropki zgodnie z zaleceniami United States Preventive Services Task Force. 2- Pole tekstowe z podsumowaniem zalecenia dla każdego wybranego testu. 3-Link do oryginalnego zalecenia na stronie internetowej USPSTF. 4-stopniowa kolorowa kropka.

Rysunek 4.3. Schemat blokowy podsumowanie próby

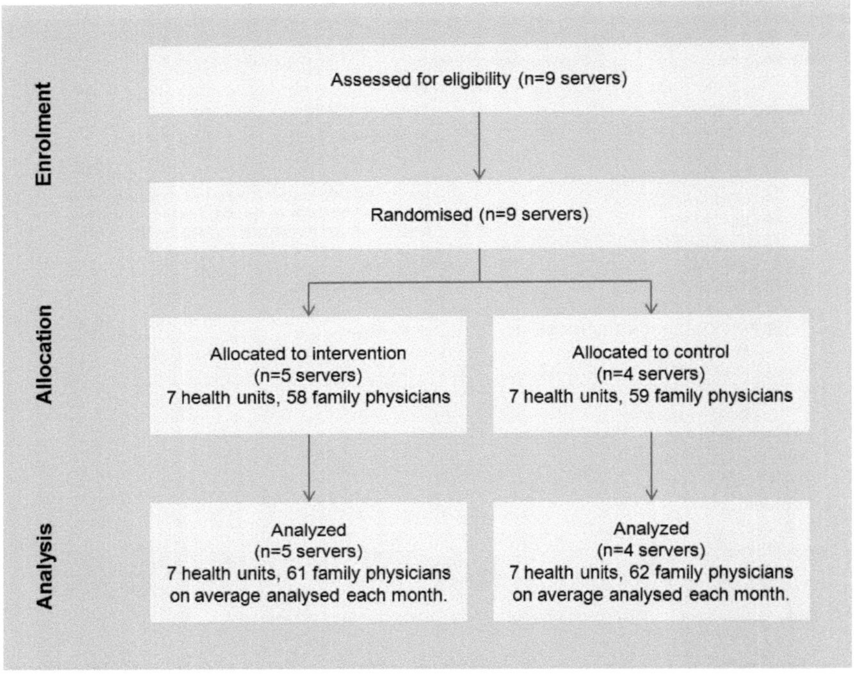

Tabela 4.1. Zalecenia United States Preventives Services Task Force (USPSTF) (marzec 2012)

Kolorowe kropki	Stopień*	Test	Podsumowanie zaleceń
Czerwony	D	Ultradźwięk miednicowy	Nie jest zalecane jako rutynowe badanie przesiewowe w kierunku raka jajnika.
Czerwony	D	Antygen rakowy 19-9	Nie jest zalecane jako rutynowe badanie przesiewowe w kierunku raka trzustki.
Czerwony	D	Elektrokardiografia spoczynkowa	Nie zaleca się stosowania u bezobjawowych osób dorosłych o niskim ryzyku zachorowania na chorobę wieńcową serca.
Czerwony	D	Elektrokardiografia wysiłkowa	Nie zaleca się stosowania u bezobjawowych osób dorosłych o niskim ryzyku zachorowania na chorobę wieńcową serca.
Czerwony	D	USG tętnicy szyjnej	Nie zaleca się wykonywania badań przesiewowych w kierunku bezobjawowego zwężenia tętnicy szyjnej w ogólnej populacji dorosłych.
Czerwony	D	Spirometria	Nie zaleca się wykonywania badań przesiewowych u dorosłych w kierunku przewlekłej obturacyjnej choroby płuc.
Czerwony	D	Antygen powierzchniowy zapalenia wątroby typu B	Nie zalecane jako rutynowe badanie przesiewowe.
Czerwony	D	Przeciwciała zapalenia wątroby typu C	Nie zalecane jako rutynowe badanie przesiewowe.
Żółty	I	Triglicerydy	Obecnie nie ma wystarczających dowodów na korzyści płynące z włączenia triglicerydów do wstępnych badań przesiewowych stosowanych rutynowo w celu wykrycia dyslipidemii.
Żółty	I	Antygen prostatyczny	Dowody nie są wystarczające, aby zalecać lub nie zalecać rutynowych badań przesiewowych w kierunku raka prostaty u mężczyzn poniżej 75 roku życia.
Żółty	I	Tomografia komputerowa płuc	Dowody nie są wystarczające, aby zalecić lub przeciwdziałać rutynowym badaniom przesiewowym w kierunku raka płuc.
Żółty	I	Zdjęcie rentgenowskie płuc	Dowody nie są wystarczające, aby zalecić lub przeciwdziałać rutynowym badaniom przesiewowym w kierunku raka płuc.
Żółty	I	Hormon stymulujący pracę tarczycy	Dowody są niewystarczające, aby zalecać lub nie rutynowe badania przesiewowe.
Zielony	B	Glukoza	Badania przesiewowe w kierunku cukrzycy typu 2 zalecane u dorosłych bezobjawowych z utrzymującym się ciśnieniem krwi (leczonym lub nie leczonym) powyżej 135/80 mm Hg.
Zielony	A/B	Cholesterol całkowity	Zalecany co 5 lat, dla mężczyzn od 35 roku życia i kobiet od 45 roku życia, jeśli są oni narażeni na zwiększone ryzyko choroby wieńcowej serca. W młodszym wieku, jeśli są one narażone na zwiększone ryzyko choroby wieńcowej serca.
Zielony	B	Mammografia	Zalecane dwuletnie badania przesiewowe dla kobiet w wieku od 50 do 74 lat.
Zielony	A	Cytologia szyjki macicy i pochwy	Co 3 lata zalecane badania przesiewowe dla kobiet, które mają szyjkę macicy, w wieku od 21 do 65 lat.

Zielony	A	Badanie krwi okultystycznej w kale	Zalecana corocznie jako możliwa metoda badań przesiewowych w kierunku raka jelita grubego, od 50 do 75 lat.
Zielony	A	Kolonoskopia	Zalecana co 10 lat jako możliwa metoda badań przesiewowych w kierunku raka jelita grubego, od 50 do 75 lat.
Zielony	A	Elastyczna sigmoidoskopia	Zalecana co 5 lat jako możliwa metoda badań przesiewowych w kierunku raka jelita grubego, od 50 do 75 lat.
Zielony	A/B	Cholesterol HDL	Zalecany co 5 lat, dla mężczyzn od 35 roku życia i kobiet od 45 roku życia, jeśli są oni narażeni na zwiększone ryzyko choroby wieńcowej serca. W młodszym wieku, jeśli są one narażone na zwiększone ryzyko choroby wieńcowej serca.
Zielony	B	DXA** kręgosłupa biodrowego i lędźwiowego	Badania przesiewowe zalecane w przypadku osteoporozy u kobiet w wieku 65 lat i starszych oraz u młodszych kobiet, u których ryzyko złamania jest równe lub większe niż u 65-latka.
Zielony	A	Laboratorium Badań nad Chorobami Wenerycznymi (Venereal Disease Research Laboratory)	Zalecany dla osób z podwyższonym ryzykiem zakażenia kiłą.

* USPSTF klasy A i B: USPSTF poleca usługę, oznaczoną zielonymi kropkami. Klasa D: USPSTF poleca usługę, oznaczoną czerwonymi kropkami. Klasa I: USPSTF stwierdza, że obecne dowody są niewystarczające do oceny bilansu korzyści i szkód związanych z usługą, oznaczonych żółtymi kropkami.

**DXA - Dwuenergetyczna absorpcjometria rentgenowska

Tabela 4.2. Dane wyjściowe, czyli (odchylenie standardowe) obliczone dla każdej grupy na podstawie ostatnich sześciu miesięcy przed zmianą oprogramowania elektronicznej karty zdrowia (EHR).

	Zwykłe oprogramowanie (grupa kontrolna)	Zmodyfikowane oprogramowanie (grupa interwencyjna)
Lekarze rodzinni	59 (1.7)	58 (3.3)
Ogółem pacjenci objęci przez ośrodki zdrowia	110782 (1.0)	79850 (1.2)
Konsultacje face-to-face	12347 (1198.5)	11453 (1100.4)
Liczba testów diagnostycznych i laboratoryjnych (przepisywany miesięcznie na 100 konsultacji)		
Wszystkie	362.7 (0 3)	317.2 (0.4)
Testy wycofane z menu podstawowego	33.8 (3.4)	31.3 (4.3)
Testy dodane do menu podstawowego	53.7 (7.7)	45.0 (7.1)
Testy z zielonymi kropkami (zalecenia USPSTF* klasa A i B)	82.1 (1.5)	70.2 (1.3)
Testy z czerwonymi kropkami (zalecenia USPSTF klasa D)	13.1 (10.6)	10.9 (9.7)

* United Preventive Services Task Force

Tabela 4.3. Porównanie pre-post miesięcznej liczby badań diagnostycznych i laboratoryjnych przepisanych na 100 konsultacji (analiza szeregów czasowych, model ARIMA)

	Grupa kontrolna (zawsze w kontakcie ze zwykłym oprogramowaniem EHR)			**Grupa interwencyjna**		
	Przed	Po	p	Przed modyfikacją oprogramowania	Po modyfikacji oprogramowania	p
Testy diagnostyczne i laboratoryjne, które zostały wycofane z menu podstawowego						
Kwas moczowy	12	10.9	0.094	11.2	4.5	<0.001
Elektroforeza białek surowicy	4.1	3.2	0.001	4.7	0.6	<0.001
Szybkość sedymentacji	8.3	7.7	0.259	7.1	2	<0.001
Pozostała elektrokardiografia **	7.7	6.8	0.189	6.4	5.4	0.072
Zdjęcie rentgenowskie płuc	1.7	1.6	0.351	1.9	1.4	0.002
Wszystkie testy wycofane	**33.8**	**30.3**	**0.075**	**31.3**	**13.9**	**<0.001**
Testy diagnostyczne i laboratoryjne, które zostały dodane do podstawowego menu						
Cholesterol HDL*	19	17.8	0.357	16.7	16	0.566
Triglicerydy	19.6	18.3	0.349	17.4	16.2	0.372
Badanie krwi okultystycznej kału*	8.5	7.3	0.236	4.9	6.3	0.017
Cytologia szyjki macicy i pochwy*	4.8	4.7	0.779	4.5	4.4	0.905
Mammografia*	1.9	1.8	0.332	1.6	1.7	0.631
Wszystkie testy dodane	**53.7**	**49.9**	**0.334**	**45**	**44.7**	**0.909**
Badania diagnostyczne i laboratoryjne, które zostały oznaczone zielonymi kropkami (USPSTF stopień A i B)						
Glukoza	22.7	21.5	0.402	20.4	18.8	0.199
Cholesterol całkowity	20.6	19.3	0.345	18.3	16.9	0.264
Kolonoskopia	1.4	1.5	0.325	1.2	1.2	0.940
Elastyczna sigmoidoskopia	0.1	0.1	0.031	0.1	0.1	0.115
DXAα	1	0.7	0.035	0.6	0.6	0.562
VDRLβ	2.1	2	0.234	1.9	1.6	0.003
Cała zielona zaznaczona	**82.1**	**76.7**	**0.331**	**70.2**	**67.5**	**0.560**
Badania diagnostyczne i laboratoryjne, które zostały oznaczone czerwonymi kropkami (USPSTF stopień D)						
Ultradźwięk miednicy	1.2	1.1	0.033	1	1.1	0.815
Antygen rakowy 19-9	0.2	0.2	0.911	0.1	0.1	0.013
Elektrokardiografia wysiłkowa	0.5	0.6	0.308	0.5	0.4	0.113
USG tętnicy szyjnej	0.3	0.2	0.484	0.2	0.2	0.072
Spirometria	0.5	0.5	0.959	0.3	0.5	0.010
Antygen powierzchniowy zapalenia wątroby typu B	1.6	1.7	0.627	1.3	1.2	0.147
Przeciwciała zapalenia wątroby typu C	1.2	1.2	0.379	0.9	0.9	0.898
Wszystkie zaznaczone na czerwono	**13.1**	**12.3**	**0.341**	**10.9**	**9.7**	**0.102**

* Testy, które również były oznaczone zielonymi kropkami. **Testy, które również były oznaczone czerwonymi kropkami.

α- DXA: Dwuenergetyczna absorpcjometria rentgenowska β-VDRL: Laboratorium Badań nad Chorobami Wenerycznymi (Venereal Disease Research Laboratory)

Tabela 4.4. Porównanie miesięcznej liczby testów diagnostycznych i laboratoryjnych zalecanych na 100 konsultacji pomiędzy grupami kontrolnymi i interwencyjnymi, przed i po modyfikacji oprogramowania EHR (niezależny test próby t)

	Przed (zawsze w kontakcie ze zwykłym oprogramowaniem EHR)			**Po modyfikacji oprogramowania** (pierwszy miesiąc, okres zmywania, wyłączony)		
	Kontrola	Interwencja	p	Kontrola	Interwencja	p
Testy diagnostyczne i laboratoryjne, które zostały wycofane z menu podstawowego						
Kwas moczowy	12	11.2	0.299	10.5	4.6	<0.001
Elektroforeza białek surowicy	4.1	4.7	0.121	3.2	0.6	<0.001
Szybkość sedymentacji	8.3	7.1	0.063	7.5	2.0	<0.001
Pozostała elektrokardiografia **	7.7	6.4	0.093	6.6	5.4	0.014
Zdjęcie rentgenowskie płuc	1.7	1.9	0.197	1.5	1.4	0.423
Wszystkie testy wycofane	**33.8**	**31.3**	**0.292**	**29.29**	**14.01**	**<0.001**
Testy diagnostyczne i laboratoryjne, które zostały dodane do podstawowego menu						
Cholesterol HDL*	19	16.7	0.128	17.2	15.9	0.214
Triglicerydy	19.6	17.4	0.166	17.7	16.1	0.128
Badanie krwi okultystycznej kału*	8.5	4.9	0.003	6.9	6.2	0.085
Cytologia szyjki macicy i pochwy*	4.8	4.5	0.482	4.5	4.4	0.511
Mammografia*	1.9	1.6	0.171	1.7	1.7	0.773
Wszystkie testy dodane	**53.7**	**45**	**0.070**	**48.0**	**44.3**	**0.158**
Badania diagnostyczne i laboratoryjne, które zostały oznaczone zielonymi kropkami (USPSTF stopień A i B)						
Glukoza	22.7	20.4	0.144	20.9	18.6	0.038
Cholesterol całkowity	20.6	18.3	0.155	18.7	16.8	0.075
Kolonoskopia	1.4	1.2	0.007	1.5	1.1	0.001
Elastyczna sigmoidoskopia	0.1	0.07	<0.001	0.1	0.1	0.031
DEXA	1	0.6	0.006	0.7	0.5	0.069
VDRL	2.1	1.9	0.092	1.9	1.6	0.017
Cała zielona zaznaczona	**82.1**	**70.2**	**0.070**	**74.1**	**66.8**	**0.070**
Badania diagnostyczne i laboratoryjne, które zostały oznaczone czerwonymi kropkami (USPSTF stopień D)						
Ultradźwięk miednicowy	1.2	1	0.012	1.0	1.1	0.580
Antygen rakowy 19-9	0.2	0.1	0.088	0.2	0.1	<0.001
Elektrokardiografia wysiłkowa	0.5	0.5	0.487	0.6	0.4	0.004
USG tętnicy szyjnej	0.3	0.2	0.221	0.2	0.2	0.003
Spirometria	0.5	0.3	0.003	0.4	0.5	0.116
Antygen powierzchniowy zapalenia wątroby typu B	1.6	1.3	0.012	1.6	1.2	0.004
Przeciwciała zapalenia wątroby typu C	1.2	0.9	0.003	1.2	0.9	0.002
Wszystkie zaznaczone na czerwono	**13.1**	**10.9**	**0.021**	**11.8**	**9.8**	**0.003**

* Testy, które również były oznaczone zielonymi kropkami. **Testy, które również były oznaczone czerwonymi kropkami.

α- DXA: Dwuenergetyczna absorpcjometria rentgenowska β-VDRL: Laboratorium Badań nad Chorobami Wenerycznymi (Venereal Disease Research Laboratory)

Rozdział 5 Dyskusja i implikacje

5. Dyskusja i implikacje

Analizowanie i badanie czegoś, co ze zdrowego rozsądku jest zwykle uważane za jasne i pozytywne, a także przez dużą liczbę pracowników służby zdrowia, może okazać się trudne i kontrowersyjne. Przez dziesięciolecia Medycyna Prewencyjna była uważana za coś dobrego; właściwą drogę do zapobiegania chorobom i unikania kosztów dla systemu opieki zdrowotnej. Od dziesięcioleci prowadzi się wiele kampanii zachęcających ludzi do prowadzenia zdrowszego trybu życia oraz do regularnego poddawania się badaniom lekarskim i seansom. Od dziesięcioleci istnieją wytyczne i wskaźniki służące do oceny pracy pracowników służby zdrowia, zachęcające do wykonywania rutynowych badań lekarskich i innych badań o charakterze profilaktycznym. Nasze badania pozwoliły nam uzyskać ogólny pogląd, choć niepełny, na temat statusu działań z zakresu medycyny prewencyjnej w Portugalii, zarówno z perspektywy populacji, czyli pacjentów, jak i z perspektywy lekarzy rodzinnych. Ponadto, staraliśmy się badać, z perspektywy badań w realnym świecie, narzędzia, które są w tej dziedzinie wykorzystywane do świadczenia usług profilaktycznych w kontakcie lekarz/pacjent.

a) Pacjenci

Wyniki badań, które opisały perspektywy populacji, były niezwykłe, biorąc pod uwagę ich wielkość. Większość ludności Portugalii uważa, ze należy przeprowadzić serię badań medycznych i przesiewowych, z częstotliwością znacznie wyższą niż normalnie zalecana i/lub udowodniona naukowo.

Jeżeli z jednej strony możemy wziąć pod uwagę, że kampanie prowadzone w ostatnich dziesięcioleciach oraz wdrożenie krajowej służby zdrowia wraz z dobrym zasięgiem i wzmocnieniem podstawowej opieki zdrowotnej mogły przyczynić się do zwiększenia świadomości społeczeństwa portugalskiego w zakresie tego, co dotyczy zdrowia, to prawdą jest również, że z drugiej strony wyniki te są niepokojące. Poza znacznym marnotrawstwem zasobów, nadmierne badania lekarskie przeprowadzane na osobach zdrowych mogą powodować uszczerbek na zdrowiu. W związku z tym konieczne jest podjęcie działań mających na celu zwiększenie świadomości w tym zakresie.

Sposób, w jaki komunikujemy się ze społeczeństwem na temat badań medycznych i przesiewowych, będzie musiał w przyszłości ulec zmianie, odzwierciedlając ewolucję społeczeństwa, ewolucję dowodów naukowych i ewolucję modelu konsultacji medycznych. Zmiany te powinny w idealnym przypadku obejmować wszelkiego rodzaju podmioty, od oficjalnych podmiotów związanych z Ministerstwem Zdrowia, po organizacje pacjentów, pracowników służby zdrowia, środki masowego przekazu, a nawet podmioty mające interes finansowy związany z wykonywaniem badań laboratoryjnych i diagnostycznych. Wraz z poradami dotyczącymi korzyści i pozytywnych aspektów danego badania lekarskiego, należy również rozpocząć przekazywanie informacji o jego potencjalnych negatywnych skutkach lub, używając bardziej medycznego języka, z którym społeczeństwo jest już zaznajomione, o jego "skutkach ubocznych". Nawiasem mówiąc, niektóre z doświadczeń zdobytych w zakresie regulacji komunikacji związanej z lekami mogą być wykorzystane w obszarze badań laboratoryjnych i diagnostycznych. Na przykład, sensowne może być stworzenie "Podsumowania charakterystyki testu", podobnego do dobrze znanego "Podsumowania charakterystyki produktu" używanego w komunikacji o lekach. Może to być kluczowe narzędzie komunikacji w tym obszarze. Odpowiednio ustrukturyzowany instrument, którego język jest dostępny dla ludności, ale niekoniecznie tak gęsty jak "Podsumowanie cech charakterystycznych produktu". Pola takie jak "wskazania", "możliwe szkody", "liczba potrzebna do wyświetlenia" i "liczba potrzebna do uszkodzenia" mogą być zawarte w "Podsumowaniu charakterystyki badania".

W kontekście programów badań przesiewowych zalecanych przez Ministerstwo Zdrowia, w celu ochrony zasady autonomii pacjenta, zmiany w strategii komunikacji powinny obejmować wyjaśnienie dobrowolnego charakteru takich badań. Biorąc pod uwagę niektóre z tych seansów, równie rozsądne jest zaakceptowanie poddania się seansowi, jak i odmowa jego przeprowadzenia. Równie ważne będzie dostarczenie naukowo uzasadnionych informacji na temat korzyści dla osoby wyrażającej zgodę na poddanie się badaniu przesiewowemu, a także wszelkich zagrożeń, jakie mogą się z tym wiązać.

Jeśli chodzi o język, ważne jest, aby unikać przedstawiania ryzyka i korzyści w kategoriach względnych, a raczej przedstawiać je w kategoriach bezwzględnych. Na przykład, nie należy twierdzić, że wyniki danego badania przesiewowego w kierunku raka powodują zmniejszenie śmiertelności z powodu tego nowotworu o 20%. Tego typu informacje, przedstawiane jako względna korzyść, mogą być bardzo mylące i niewiele mówią osobie, która wraz ze swoim lekarzem musi zdecydować, czy poddać się temu konkretnemu badaniu, czy też nie. W efekcie stwierdzenie, że badanie przesiewowe konkretnego nowotworu powoduje zmniejszenie śmiertelności z powodu tego nowotworu o 20% może oznaczać, że na 1000 osób liczba zgonów została zmniejszona z 5 do 4 (scenariusz A), lub że badanie przesiewowe może zapobiec 1 zgonowi na 1000 osób. Alternatywnie, może to oznaczać, że na 1000 osób liczba zgonów została zmniejszona z 500 do 400 (scenariusz B), lub że badania przesiewowe mogą zapobiec 100 zgonom na 1000 osób. Nie mamy wątpliwości, że scenariusz B jest znacznie bardziej korzystny dla zdrowia ludzi niż scenariusz A. Oba scenariusze opisują jednak zmniejszenie śmiertelności o 20%. Możliwość dokonania prawidłowej analizy danej korzyści staje się możliwa dopiero po przeanalizowaniu informacji w wartościach bezwzględnych. Znaczenie przedstawiania informacji w wartościach bezwzględnych dotyczy również przekazywania informacji o możliwych szkodach. Na przykład, nie jest korzystne rozpowszechnianie badań przesiewowych w kierunku raka piersi na podstawie tego, że zmniejsza on śmiertelność z powodu raka piersi o 15% po 13 latach; lub że powoduje on 30% przedawkowanie i nadmierne leczenie (względne korzyści i szkody). O wiele bardziej pomocne byłoby stwierdzenie, że na każde 2000 kobiet, które zaoferowały badanie przesiewowe, pod koniec 10 lat jedna kobieta uniknie śmierci z powodu raka piersi, jednak 10 kobiet, które normalnie nie zostałyby zdiagnozowane bez badania przesiewowego, będzie niepotrzebnie leczonych, a 200 kobiet doświadczy pewnego rodzaju dyskomfortu psychicznego związanego z niepewnością uzyskania fałszywie pozytywnego wyniku [1]...].

Innym istotnym środkiem może być ustanowienie kanałów komunikacji otwartych dla społeczeństwa, które mogą stanowić wsparcie wspólnego wyboru. W skali międzynarodowej istnieje kilka projektów, takich jak projekt "Mądry wybór" i "Sieci opcji" [2–5]. Zarówno tworzą, jak i udostępniają społeczeństwu, w dostępnym języku opartym na najlepszych dowodach naukowych, pomoce decyzyjne, które ułatwiają podejmowanie wspólnych decyzji i dialog pomiędzy pracownikami służby zdrowia i pacjentami. Zainspirowani tymi inicjatywami i wynikami naszych badań, zaczęliśmy budować nowy kanał pomocy w podejmowaniu decyzji dotyczących zdrowia w języku portugalskim: kanał "Decidir" [Decide] (http://www.mgfamiliar.net/DECIDIR/decidir.html). Ma ona na celu budowanie i rozszerzanie treści, pomagając w ten sposób osobom portugalskojęzycznym oraz pracownikom służby zdrowia w dokonywaniu lepszych wyborów dotyczących zdrowia.

Jeśli chodzi o przyszłe badania, te nowe formy komunikacji, niezależnie od tego, czy chodzi o "Podsumowanie cech charakterystycznych testów", czy o kanały wspomagające podejmowanie decyzji, powinny być odpowiednio zbadane, zatwierdzone i udoskonalone, otwierając tym samym obszar możliwości i dziedzin badań. Z drugiej strony, uzasadniałoby to regularne powtarzanie badań, które przeprowadziliśmy, z ewentualnymi ulepszeniami, przynajmniej co 10 lat, jako sposób na monitorowanie postaw i sposobu myślenia Portugalczyków w zakresie profilaktycznych usług zdrowotnych.

b) Lekarze rodzinni

Wyniki tego badania są pozytywne i świadczą o skuteczności niektórych środków wdrożonych w Portugalii w ciągu ostatnich kilkudziesięciu lat. Włączenie nauczania medycyny profilaktycznej i medycyny rodzinnej do kształcenia medycznego na poziomie licencjackim, wysoka jakość podyplomowego kształcenia zawodowego w zakresie medycyny rodzinnej oraz reforma podstawowej opieki zdrowotnej, która doprowadziła do stworzenia wskaźników wydajności, niektóre z nich w dziedzinie profilaktyki, to niektóre z tych środków i prawdopodobnie wszystkie te czynniki przyczyniły się w całości do osiągnięcia pozytywnych wyników.

Wciąż jednak jest miejsce na poprawę. W przyszłości ważne będzie badanie i monitorowanie danych dotyczących wskaźników efektywności w obszarach profilaktyki w jednostkach służby zdrowia, zarówno w Rodzinnych Jednostkach Opieki Zdrowotnej, jak i w Zindywidualizowanych Jednostkach Opieki Zdrowotnej. Ten rodzaj badań pozwoli na bardziej metodologiczny i wiarygodny przegląd sposobu wdrażania środków zapobiegawczych przez lekarzy rodzinnych. Niemniej jednak, ten trwający portret stanie się możliwy dopiero po udoskonaleniu sieci komputerowej systemu opieki zdrowotnej w celu umożliwienia gromadzenia danych.

Ponadto konieczne będzie również udoskonalenie treści wskaźników stosowanych w ocenach wyników. Na przykład w dziedzinie badań przesiewowych w kierunku raka wskaźniki takie jak "odsetek użytkowników w określonej grupie wiekowej, którzy poddali się badaniom przesiewowym" powinny zostać zastąpione "odsetek użytkowników w określonej grupie wiekowej, którym zaproponowano badania przesiewowe i którzy otrzymali zwolnione, bezstronne informacje dotyczące ryzyka i korzyści z takich badań". Ten rodzaj wskaźnika będzie bardziej zwolniony, w tym sensie, że nie będzie wywierał presji na zespół opieki zdrowotnej lub użytkownika, aby zaakceptować lub odrzucić badanie. Transformacja ta ma szczególne znaczenie w przypadku badań przesiewowych, w których równowaga między szkodą a korzyścią jest większa, jak w przypadku badań przesiewowych w kierunku raka piersi. Jeżeli jednak weźmiemy pod uwagę zasadę autonomii pacjenta, należy ją rozszerzyć również na inne badania przesiewowe.

Byłoby również korzystne, gdyby lekarze rodzinni i pacjenci mogli zacząć otrzymywać regularne aktualizacje wszystkich informacji dotyczących wyników historycznych uzyskanych przez ośrodki, do których pacjenci są normalnie kierowani. Na przykład przy wyborze miejsca, do którego należy skierować pacjenta na badanie przesiewowe w kierunku raka jelita grubego i odbytnicy za pomocą kolonoskopii, lekarz rodzinny nie ma obecnie możliwości uzyskania informacji na temat odsetka powikłań, które często występują podczas takiego zabiegu. W tej dziedzinie należy wprowadzić otwarty dostęp i otwarte dane. Liczba wyników fałszywie dodatnich i stopień komplikacji to niektóre z danych, które powinny być udostępnione w celu wsparcia procesu decyzyjnego.

Aby sprzyjać podejmowaniu wspólnych decyzji, w celu zminimalizowania szkód związanych z nadmierną interwencją medyczną o charakterze profilaktycznym, a także w celu maksymalizacji interwencji, w których korzyść jest silnie wykazana na podstawie dowodów naukowych, ważne będzie zapewnienie bardziej dogłębnego szkolenia umiejętności komunikacyjnych pracowników służby zdrowia. Otwiera to również możliwe pola badawcze jako sposób na testowanie i rozpowszechnianie najlepszych praktyk.

c) Optymalizacja oprogramowania do składania zamówień

Nasze wyniki wyraźnie wskazują na znaczenie adekwatności narzędzi komputerowych do dowodów naukowych i rzeczywistych potrzeb pracowników służby zdrowia. Pomimo braku istotnego wpływu narzędzia wspomagającego podejmowanie decyzji, zmiany w składzie menu skróconego do wyboru badań laboratoryjnych i diagnostycznych miały istotny wpływ na profil recepty lekarzy rodzinnych. W rezultacie, uzyskane wyniki pokazują jednocześnie zarówno prawdziwą, jak i fałszywą potrzebę. Ze względu na presję praktyki klinicznej i brak czasu w codziennej pracy, lekarze rodzinni potrzebują skróconego menu, które pozwoli im usprawnić rutynowe konsultacje, jednak kiedy usuwamy pewne testy, które normalnie nie są wymagane podczas rutynowych konsultacji, liczba przepisanych testów została znacznie zmniejszona. Już sam ten fakt pokazuje, że lekarze nie czuli potrzeby przeprowadzania tych badań, ponieważ gdyby chcieli, mogliby je przepisać, szukając ich zamiast skorzystać z menu skrótów.

Badanie to pokazuje, jak ważne są badania nad narzędziami komputerowymi przeznaczonymi do obsługi pracowników służby zdrowia. Skomputeryzowane narzędzia, często nazywane "tyranem", muszą służyć swoim użytkownikom, a nie być źródłem do wywoływania niepotrzebnych interwencji medycznych. Nawet w optymalizacji narzędzi komputerowych można rozwinąć ważne działanie w ramach czwartorzędowej prewencji.

Należy również wyciągnąć wnioski z tego, jak ważne jest połączenie narzędzi komputerowych i pracowników służby zdrowia, w celu dostosowania spójności między narzędziami komputerowymi a dowodami naukowymi.

Aby badania w tej dziedzinie stały się rzeczywistością, dla ciągłego doskonalenia narzędzi informatycznych niezbędne jest, aby instytucje Ministerstwa Zdrowia były otwarte dla naukowców i aby te same instytucje odgrywały bardziej aktywną rolę w ułatwianiu i usprawnianiu procesów prowadzących do badań.

Referencje

1. Gotzsche PC, Nielsen M. Badania przesiewowe na raka piersi z mammografią. Cochrane Database Syst Rev. 2011 Jan 19;(1):CD001877.

2. Gliwa C, Pearson SD. Dowodowe przesłanki do wyboru Mądrej Piątki Najlepszych. JAMA. 2014 KWI 9.311:1443-1444.

3. Levinson W, Huynh T. Angażowanie lekarzy i pacjentów w rozmowy na temat niepotrzebnych testów i procedur: Wybierając Mądrą Kanadę. CMAJ. 2014 Mar 19;186:325-326.

4. Elwyn G, Lloyd A, Joseph-Williams N, Cording E, Thomson R, Durand M-A, et al. Option Grids: wspólne podejmowanie decyzji ułatwione. Patient Educ Counsns. 2013 luty; 90:207-212.

5. Greenhalgh T. Sieć opcji. Pomysł, czyj czas nadszedł? Br. J. Gen. Praktyk. 2013 Mar;63(608):147.

Epilog

Epilog

Z obserwacji otaczającej nas rzeczywistości i naturalnej ludzkiej chęci poprawy wyłaniają się pytania, które motywują do badań. Badania mogą zaowocować nowymi realiami, które doprowadzą do powstania nowych pytań i nowych dróg badawczych. I tak się postępuje.

W wyniku przedstawionych tu prac badawczych z całą pewnością okazuje się, że potrzebna jest jakaś interwencja, która doprowadzi do powstania nowych realiów. Spośród nich najpilniejsze będzie prawdopodobnie opracowanie strategii komunikacyjnych mających na celu przeciwdziałanie temu nowemu czynnikowi ryzyka dla zdrowia ludzkiego: nadmiernemu i niewłaściwemu wykorzystaniu zasobów medycznych o charakterze prewencyjnym. Przekazywanie ludziom informacji o szkodach związanych z badaniami laboratoryjnymi i diagnostycznymi o charakterze profilaktycznym, a nie tylko częściowej informacji o możliwych korzyściach.

Zasadnicze znaczenie ma również dostosowanie środków, które mają doprowadzić do bardziej racjonalnego korzystania z usług profilaktycznych, do nowej rzeczywistości konsultacji medycznych. Tworzenie w tym kontekście strategii zorientowanych na populację jest czymś, co nie zostało jeszcze zrobione i co może okazać się bardziej skuteczne niż dotychczasowe strategie zorientowane na pracowników służby zdrowia.

Jednakże interwencje skierowane do pracowników służby zdrowia i narzędzi komputerowych również powinny zasłużyć na uwagę i troskę o potencjał ulepszeń, jakie oferują.

Dzięki tej pracy nie było żadnego zamiaru oceny postaw jakiejkolwiek grupy zawodowej, nie było też zamiaru kwestionowania doskonałych wyników pracy lekarzy rodzinnych Państwowej Służby Zdrowia. Nigdy też nie zamierzano kwestionować znacznego postępu, jaki dokonał się w dziedzinie zdrowia w Portugalii w ciągu ostatnich kilku dziesięcioleci. Istniała tylko chęć spojrzenia na rzeczywistość i zakwestionowania jej w świetle najnowszych dowodów naukowych. Czasami ewolucja wiedzy naukowej jest bardzo szybka lub wskazuje inne kierunki rzeczywistości niż te, do których jesteśmy przyzwyczajeni, co prowadzi do różnicy, aż do momentu osiągnięcia takiej nowej wiedzy i jej wdrożenia.

Wreszcie, jeśli z jednej strony wielu lekarzy rodzinnych pracuje obecnie i czuje, że znajduje się pod tyranią informatyki i medycyny opartej na wskaźnikach, inni mogą obawiać się tyranii medycyny opartej na dowodach, czując, że zaniedbuje ona "Medycynę opartą na doświadczeniu". Jeśli chodzi o tyranię informatyki i wskaźników, to chociaż niezadowolenie jest zrozumiałe, to jednak trzeba przyznać, że taka rzeczywistość występuje tylko z powodu źle zaprojektowanych i źle zbudowanych narzędzi i wskaźników programowych. Takie niedociągnięcia wymagają zmian, które w przeciwnym razie podważyłyby centralną rolę medycyny w tym, co najważniejsze - osobę; pacjenta. Jeśli chodzi o tyranię medycyny opartej na dowodach, błędem jest twierdzenie, że zaniedbuje ona doświadczenie lub wiedzę specjalistyczną lekarza. Jest ona błędna, ponieważ od początku prezentacji jej koncepcji jej zwolennicy stwierdzili, że wymaga zintegrowania czterech elementów: dowodów naukowych uzyskanych z badań najlepszej jakości; wiedzy klinicznej, w której uwzględnia się umiejętności i wcześniejsze doświadczenia; wartości pacjenta; oraz okoliczności [1,2]...].

Obecnie zwolennicy profilaktyki czwartorzędowej jako zadania, które powinno należeć do kompetencji lekarza rodzinnego, choć nie tylko w tej specjalności, proponują praktykę medycyny opartej na dowodach naukowych uzupełnioną o medycynę opartą na narracji jako najsilniejszy sposób zapobiegania zbędnym interwencjom medycznym [3]. Medycyna oparta na narracji stara się przeorientować praktykę lekarską na narrację pacjenta [4]...] Przedstawione wyniki wyraźnie pokazują, na różnych poziomach, znaczenie profilaktyki czwartorzędowej, w celu uniknięcia szkody dla naszego pacjenta: primum non nocere.

I tak, zdrowie pacjenta nadal jest naszym pierwszym celem.

Referencje

1. Straus S. Medycyna oparta na dowodach `: jak ćwiczyć i uczyć EBM. Trzeci ed. Edynburg, Nowy Jork: Elsevier/Churchill Livingstone; 2005.

2. Sackett DL, Rosenberg WM, Gray JA, Haynes RB, Richardson WS. Medycyna oparta na dowodach: co to jest, a co nie. BMJ. 1996 jan 13;312(7023):71-72.

3. Kuehlein T, Sghedoni D, Visentin G, Gérvas J, Jamoulle M. Profilaktyka czwartorzędziowa: zadanie lekarza ogólnego. Prim Care. 2010;10(18):350-354.

4. Greenhalgh T, Hurwitz B. Medycyna oparta na narracji: po co studiować narrację? BMJ. 1999 Jan 2;318(7175):48-50.

Dodatki

Dodatki

6.1. Manuskrypt opublikowany w PLOS ONE

6.2. Manuskrypt przyjęty do publikacji w BMJ OPEN

6.3. Manuskrypt złożony do publikacji w PLOS Medicine

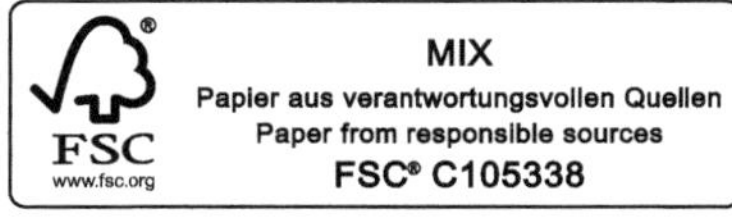

Printed by Books on Demand GmbH, Norderstedt / Germany